腰は反らずにしならせる！

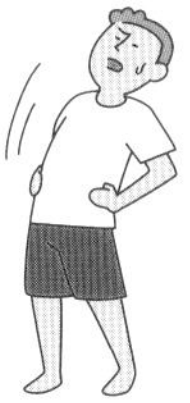

正しい「後《こう》屈《くつ》」入門

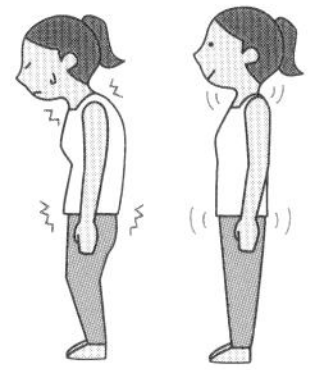

後屈の人
作業療法士、ヨガ指導者
今村泰丈 著

日貿出版社

はじめに

カラダに〝いいこと〟してますか？

はじめまして、岩手県で整体師をしながらスポーツトレーナー、作業療法士そしてヨガ指導者として活動している〝後屈の人〟今村泰丈と申します。

私は「合理的なカラダづくり」をテーマに、小学生からアスリート、高齢者まで動作を変えることで症状を改善するサービスを提供しています。

人のカラダの合理性とは「カラダの構造に沿った使い方ができていること」と言えます。そして、「使うべきところを効率的に使えている」状態を私は「合理的なカラダ」と呼んでいます。

逆に非合理的なカラダは「使いすぎ」と「使えていない」が混ざった、ムラがある状態です。例えば手を上げる動作は、背中にある肩甲骨が腕と連動することでスムーズに行えます。もし肩甲骨が動かなければ、その分、肩甲上腕関節（肩甲骨と腕をつなぐ関節）がよけいに動かなければならず、その結果、「五十肩」という症状を作り出します。

このように、カラダは実に様々なパーツが連動し成り立っているのですが、そこで生まれたアンバランスが日々の生活で少しずつカラダに溜まり、限界を超えたときに「ギックリ腰」「ストレートネック」「膝痛《ひざつう》」などの症状として現れます。

こうしたアンバランスの原因を辿っていくと、

・日常的に姿勢の悪さを自覚しているけれど直さない
・多少の痛さやストレスを感じても無視する
・「なにかカラダにいいことを」と思いつつ、なにもしない

など、自分のカラダへの無関心に行き着きます。

世の中には様々なエクササイズや健康法が存在する一方で、日本人の実に1700万人が肩こり、2000万人が腰痛に悩まされているという統計が出ているのも当然かもしれません。

特に2020年から世界的な脅威となっている新型コロナウイルスの影響で、外出が減り活動量が低下したことや、リモートワークの普及で、これまで以上に座った姿勢で長時間パソコンとにらめっこするようになったことなどから、慢性的な頭痛や倦怠感といった体調不良も多く聞かれるようになっています。

この本を手にとっていただいた方にも、当てはまる人がいらっしゃるでしょう。

この**アンバランスを解消する鍵が背骨**です。

私たちの背骨は、人間のカラダの中心で構造的にカラダを支えている大黒柱であり、さらに脳とカラダをつなげる神経を束ねているとても重要なパーツです。

それにもかかわらず、多くの人はほとんど背骨を意識することなく、座った姿勢でも立った姿勢でも前かがみの状態で生活しています。

自分で大黒柱を歪めているのですから、アンバランスになるのは当たり前ですよね。

逆に言えば、この固まった背骨を正しく動かすことが、カラダのアンバランスを解消する最も合理的な方法であり、それが本書でテーマとしている「後屈」なのです。

人類が行った、水平から垂直への大転換！

カラダを後ろに反らす後屈は、無意識のうちにやっていることがあるのに、いざ意識してやろうとすると意外に恐く、苦手に感じる人が多い運動です。

ところが人間以外の犬や猫などの動物を見ると、彼らはしょっちゅう背骨をとても気持ちよさそうに反らしています。そう考えると**背骨を反らす運動は、生き物が自然に持っていた自己調整法だと言えます。**

ではなぜ私たちは、背骨を動かすことを苦手に感じるようになったのでしょう？

その理由は人間が二足歩行を選んだことからはじまります。

重い頭をまっすぐ支え、「前足」を自由に使える「手」にすることで、人間は他の動物を圧倒する進化を遂げることができました。

その一方で、背骨は「背中が上、お腹が下」の水平方向から、「背中が後ろ、お腹が前」の垂直方向に大転換を果たし、それまで背骨を含む全身で支えていたカラダと地球の重力を、腰で支えることになりました。

また、道具を使うことでカラダの前側への意識が強くなったかわりに、カラダの後ろ側への意識は薄くなりました。特にパソコンやスマートフォン、携帯などを使う現代人はその傾向がとても強く、起きている間は一日中意識をカラダの前側に集中して、背骨を前に曲げた前傾姿勢で過ごしている人も少なくないでしょう。

でも、これは生き物として果たして正常なのでしょうか？　私たちの先祖である四足歩行の哺乳類は、背骨を縦に波打たせるように動かすことで動き、爬虫類は横にうねるようにして動きます。

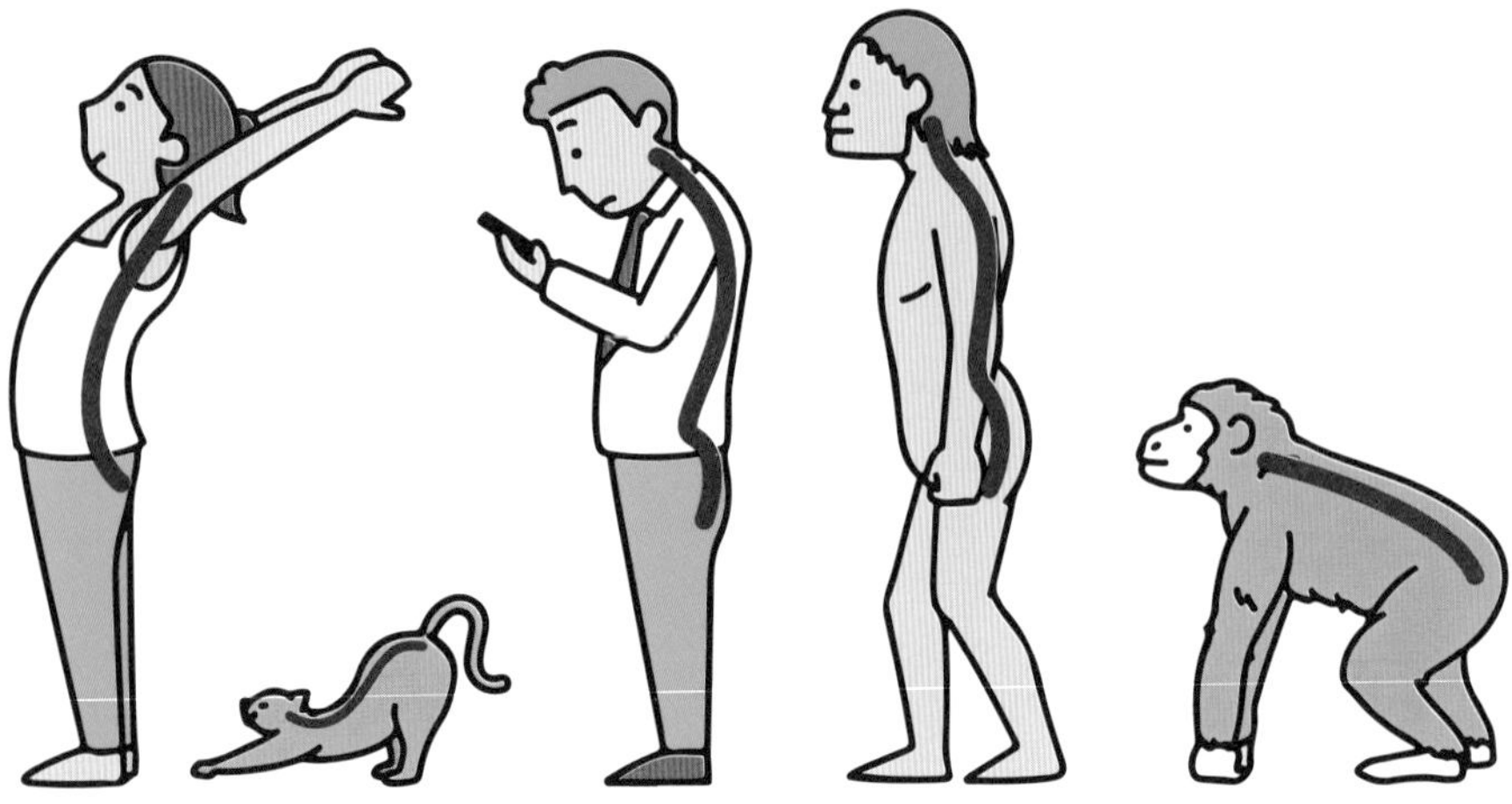

人間の最大の特徴であり強みは、「直立して両手を使えること」です。その一方で、水平から垂直への大転換で、腰と背骨への負担と、カラダの前後のバランスという問題を抱えることになりました。

そして私たち人間も、大昔は生きるために、全身を使って、走る、登る、飛びかかるといった、ダイナミックな運動をしていたはずです。そして、そうした力強い動きをするためには背骨をまんべんなく動かしていたでしょう。また、暗闇で後ろからなにかに襲われないように、見えない背中側にも意識を張り巡らせ、他の生き物たちと同じように全身を使って、長い時間を生き抜いてきたのです。

こうした歴史を考えれば、一日の大半を椅子に座ってモニターやスマホを見つめている現代の生活の方がずっと不自然で、肩こりや腰痛などのカラダの不調があるのは当然だと言えます。

この本の目的は、私たちが忘れてしまった背骨の存在を「後屈」を通して思い出すことです。もちろんただカラダを後ろに反らせばいいわけではありません！
後屈で大事なのは正しい手順でカラダ全部を使うことです。

背骨が自然に動き出せば、カラダは自然に目覚め、色々なアンバランスからきた不調が改善され「合理的なカラダ」を取り戻すことができるのです。

この本で紹介している後屈の方法は、運動経験のあるなしに関係なく、すべての人に実践していただける内容になっていますので、ぜひそれぞれのペースで、日常生活の隙間時間に試してみてください。

人生の大黒柱を見直して、より豊かな気持ちで毎日を生活するお役に立てれば幸いです。

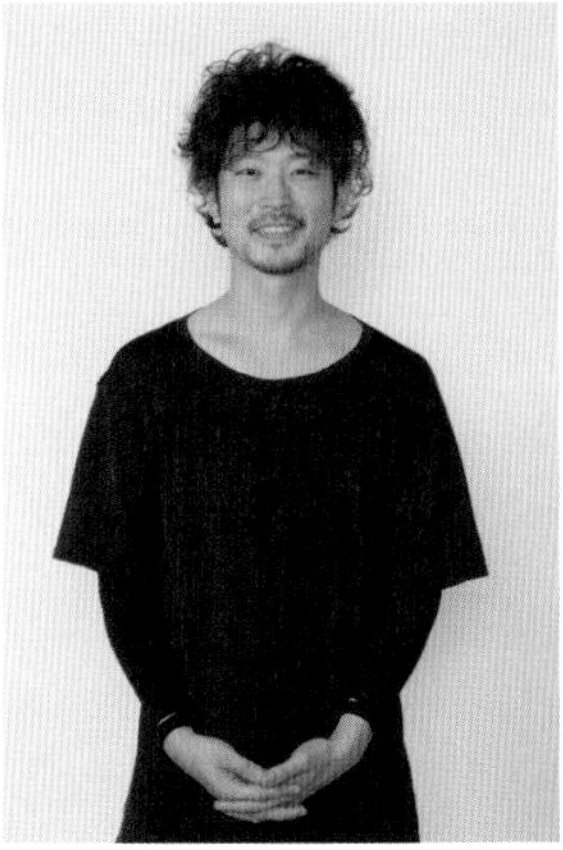

著者・今村泰丈（Yasutake Imamura）

合同会社 LOCOCLAN 代表
作業療法士、ヨガ指導者、後屈の人
合理的なカラダを創る整体 & ヨガスタジオ Studio -Roots- MORIOKA オーナー
音声 SNS クラブハウス最大のヘルスケアコミュニティ「治療家、トレーナー、ボディワーカーの学校」主宰
７年間、回復期リハビリテーション病院に勤めた後に独立。2014 ～ 2016 にかけて 47 都道府県全県で、延べ 5000 人の医療従事者向けに治療セミナーを開催。身体合理性を追求した神経統合メソッド Somatic Flow® を考案し、100 名の指導者を養成。プロボクサーや、パラスポーツ日本代表選手、ジュニア世代のボディケア、トレーニングをサポート。
発達領域のリハビリテーションに作業療法士として従事し、オンライン上で発達支援施設に運動プログラムのアドバイス、プロデュースを行っている。

合同会社 LOCOCLAN

目次

はじめに　2
後屈をはじめる前に　12

PART.1
現代人に後屈が必要な理由《わけ》　13

みなさん、後屈は得意ですか？
正しい後屈で背骨が目覚める！　14
前屈や開脚よりも後屈！
後屈をマスターするべき3つの理由　16
動かないことでカラダになにが起きる？
後屈で背骨をリセットする！　18
カラダは動くためにデザインされている
座り続けることのリスク　20
〝いい姿勢〟のカギはどこにある？
頭と股関節の関係が大事　22
「座ったまま」は楽じゃない!?
股関節と腰痛の関係　24
現代人に必須の運動！
後屈を習慣化しよう！　26
背骨の感覚を思い出す
「背骨」はカラダとココロの「支柱」　28
column「赤ちゃんはハイハイが大事！」　30

PART.2 背骨からカラダを見直そう！

背骨からカラダを見直そう！ 31
カラダの大黒柱背骨を知る
〝背骨〟が守る「神経」「支持」「運動」 32
私のカラダは「固い」「柔らかい」？
柔軟性を決める2つの要素 34
伸ばさない！ カラダが自然に伸びていく！
後屈はストレッチにあらず 38
柔軟なカラダは全体の協調性から生まれる
筋肉は〝伸ばす〟ではなく〝伸びる〟 40
「くの字」はNG！ 足指から頭までをつなげる
後屈に大事なのは〝しなる〟感覚 44
小脳をしゃっきり目覚めさせる！
カラダに〝しなり感〟を出す！ 48
column「こんな腰痛の方は気をつけて！」 52

PART.3 さあ、後屈をやってみよう！

さあ、後屈をやってみよう！ 53
安全に後屈を行うためのルールを知ろう！
背骨を正しい順番で動かす 54
正しい後屈のために大事なこと
〝胸〟から〝首〟を動かす！ 56
ポイントを守って安全で効果的な後屈へ
カラダを動かす6つのポイント 60
まずは胸から！
ステップ1 胸椎を動かす 62
地面の反力をカラダに伝える〝入り口〟
ステップ2 足指を使う 66
足首と股関節の柔らかさはつながっている
ステップ3 股関節を動かす 72

お腹は凹まさず、張り出す！
ステップ4　お腹に圧を入れる　76
ポイントは肩甲骨の動き！
ステップ5　「バンザイ」で腕を使う　80
首にも動かす順番がある！
ステップ6　首を動かす　86
6つのステップで後屈をやろう！
足から頭まで〝しなる〟後屈に挑戦！　90
●ステップ①「足指」　●ステップ②「股関節」
●ステップ③「お腹」　●ステップ④「胸」
●ステップ⑤「腕」　●ステップ⑥「首」
●後屈の完成！
やってみたけど、上手くいかないときは？
大事なのは正しく動かすこと　98
column「ドローインは産後のリハビリに有効？」　102

PART.4 フォローアップで後屈を楽しむ！

103
後屈とセットでやろう！
後屈のあとは〝回旋〟がおすすめ！　104
後ろに反るのがどうしても恐い人におすすめ
寝て行う、腰を反らない後屈　108
●簡単エクササイズ「腰」「胸」「首」　110
column「首を反らすと気分が悪くなる？」　113
腰が弱い人に共通する弱点
これで解決！太ももを強くしよう　114
●簡単エクササイズ「太もも」　115
背骨を動かすのなら、実は一番合理的
上級編　ブリッジに挑戦！　116

「後屈あるある」こんなときどうする？
後屈Q&A よくある質問まとめ 120
Q1 腰を反ると気持ちがいいけれど、やっぱり痛さもある。
Q2 首を反るとクラクラしたり、指先が少しピリピリする。
Q3 腰が前にスライドしないで、どうしても反ってしまう。
Q4 後屈をしているときに呼吸が止まりがちです。
Q5 深い後屈を目指しているけどなかなかカラダが柔らかくならない。
Q6 後屈をやってしばらくすると、指がピリピリするけど大丈夫？
Q7 スマホを見ていると首が痛くなる。
column 「ブリッジは勇気の証!?」 125
おわりに 126

本書の動画について

本書では、より読者の理解を助けるために、携帯電話、スマートフォンなどで再生できるQRコードを掲載しています。動画はすべてYouTube（http://www.youtube.com）の動画配信サービスを利用して行われています。視聴については著作権者・出版社・YouTubeの規定の変更などにより、予告なく中止になることがあることを予めご了承ください。

※QRコードは（株）デンソーウェーブの登録商標です。

後屈をはじめる前に

後屈をはじめる前に知っておいてほしいのは、**「関節は消耗品である」**ということです。

例えば、背骨の椎体の間にあってクッションの役目をしている椎間板は、ほとんど血流がなく栄養が届きにくいため、10代後半にはすでに老化がはじまっていると言われています。

また関節は、重力によって常にストレスがかかっているため、悪い姿勢やカラダの使い方も劣化の原因となります。年齢を重ねるごとに背が小さくなるのも、重力により骨が潰れているのが原因です。

この本で紹介している後屈は、こうしたストレスがかかっている背骨を動かすことで、潰れている骨の間にスペースを取り戻すことです。その上で守ってほしいのは、

- 絶対に無理に反らない。
- 上にではなく下に伸びる。
- 呼吸を止めず、ゆっくり行う。

この３つです。後屈はもちろんそれぞれのワークのなかでもこれを忘れずに行ってください。

呼吸について

呼吸については自然で止まっていなければOKです。息が詰まるようなら、動きにどこか無理があるので、１つ前のステップや補助のワークからはじめることをおすすめします。

後屈・ワークどちらも、自然に呼吸ができていることを目安に行ってください。

PART.1

現代人に後屈が必要な理由《わけ》

「なぜ後屈がカラダにいいのか？」

ここでは多くの人が悩む腰痛や肩こりと背骨の関係、そして後屈が必要な理由から紹介していきます。

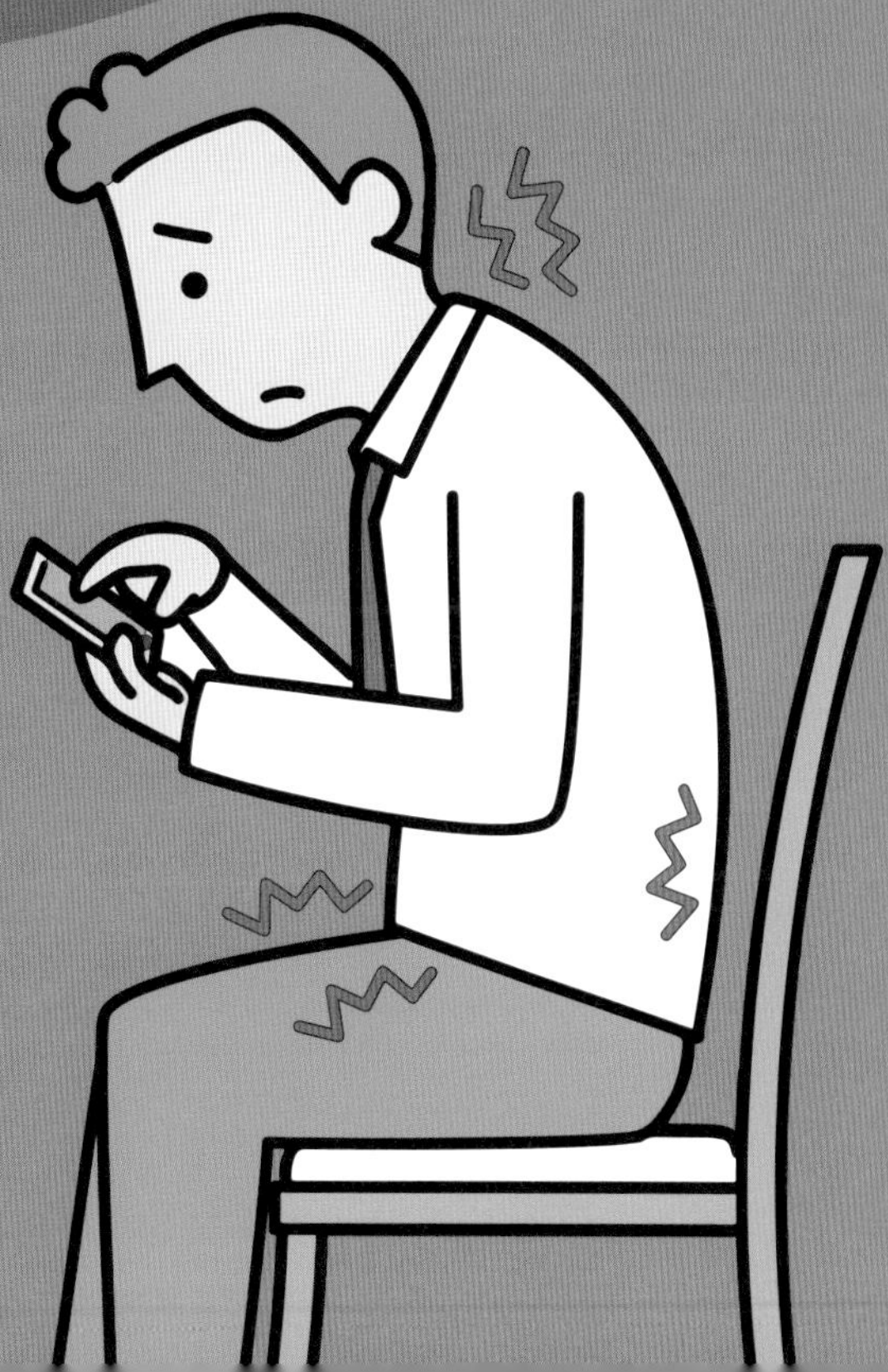

みなさん、後屈は得意ですか？

正しい後屈で背骨が目覚める！

柔軟性といえば、あなたはなにを思い浮かべるでしょうか？　おそらく「前屈」か「開脚」が頭に浮かんだと思います。前屈は比較的取り組みやすい柔軟運動です。学生の体力テストでも、柔軟性の項目は長座体前屈なので馴染みの深い動作ですね。

一方、後屈はどうでしょうか？　前屈や開脚の柔軟性を引き出す運動はYouTubeや書籍などで多く紹介されていますが、後屈のやり方に焦点を当てて説明している動画や書籍にはなかなかお目にかかることがありません。そしてなにより、日常生活で意識して大きく背骨を反らす機会はほぼないのではないでしょうか？

前屈に比べてマイナーともいえる後屈ですが、クライアントさんに聞いてみると大半の方が「苦手」と答えます。また、正しい後屈を行えている方はあまりお見受けしません。

ちなみに、正しい後屈の仕方を説明できますか？　難しいですよね。

後ろに反るというシンプルな動きですが意外と奥が深く、合理的なカラダづくりにおいて、とても大切な動作になります。

後屈が苦手な理由

・カラダが固いから
・腰を痛めそう
・後ろに反るのが恐い
など。

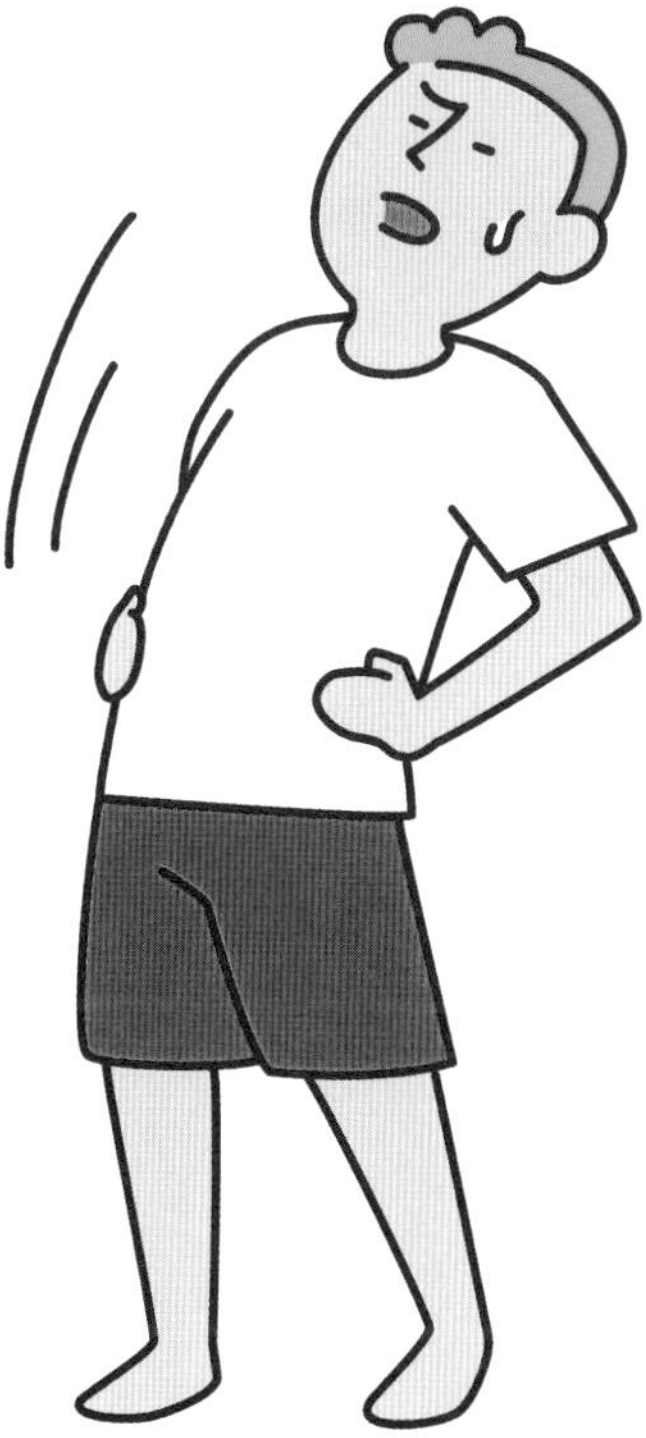

知っているようで意外に、正しい
方法を知らないのが「後屈」です。

前屈や開脚よりも後屈！

後屈をマスターするべき3つの理由

先ほど書いた通り、前屈や開脚に比べ注目されることが少ない後屈ですが、私は前屈よりも後屈の方が大切であると考えています。

むしろ、**正しい後屈ができれば前屈や開脚もできるようになります！**

理由は、前屈と後屈は一見相反する動きなのですが、実はどちらも〝背骨を引き伸ばすコントロールが必要なこと〟〝股関節の使い方が重要であること〟など、多くの共通点があるからです。

ここで、後屈をマスターするべき理由を書いておきましょう。

理由①　正しいカラダの動かし方（特に背骨）がイメージできる。
理由②　機能的な柔軟性を得ることができる。
理由③　肩こりや腰痛の根本的な原因を解決することができる。

背骨が使えていると

「スラッ」と楽に立てる！

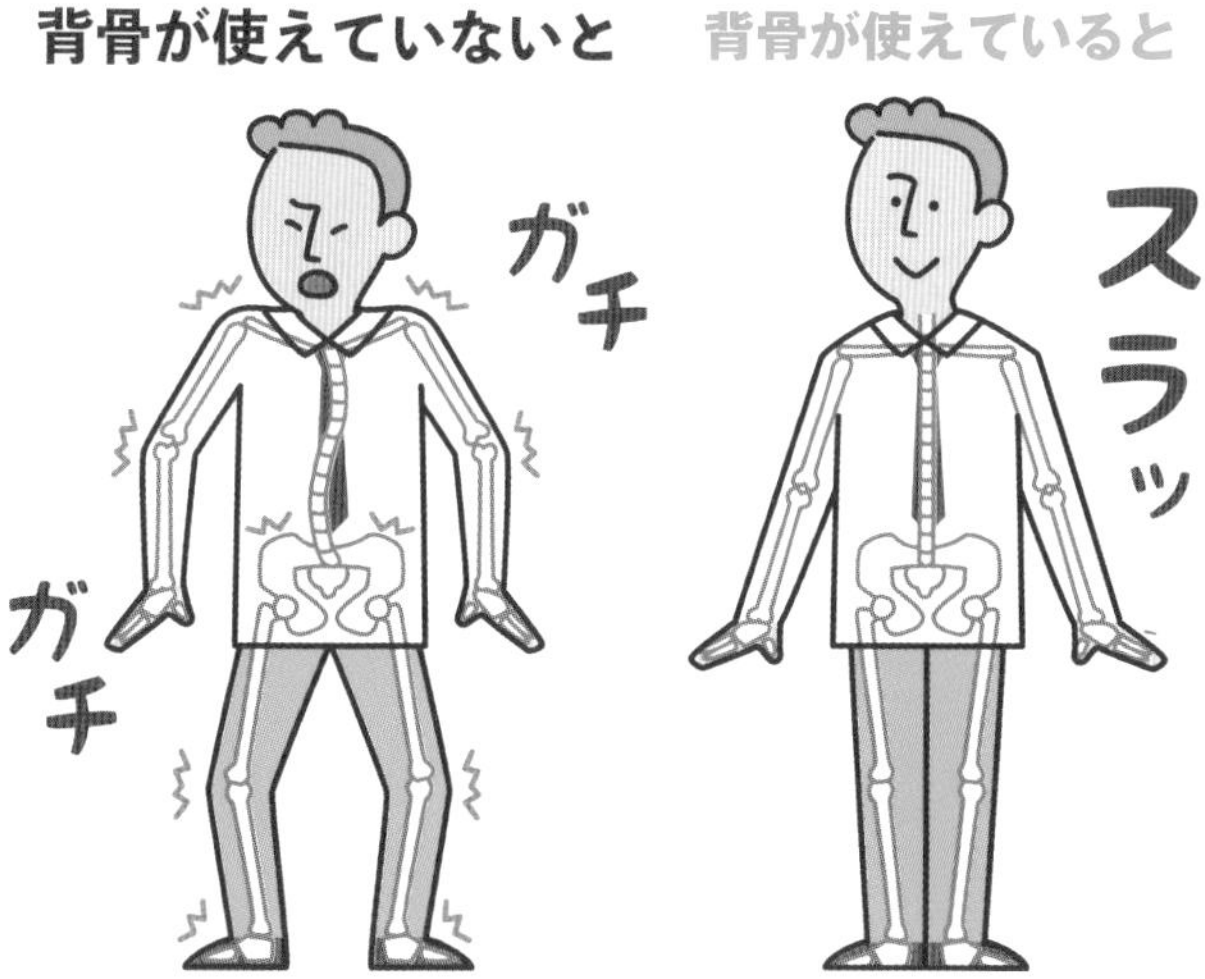

背骨がしっかり使えていると、カラダは無駄に緊張しないので動きやすく、疲れにくくなります。
背骨が使えていないとカラダは不安定になるため、筋肉が「安定させよう」と働き、その結果、カラダが固まり動きにくく、疲れやすくなります。

後屈を生活のなかに加えることで、以上3つを体感することができます。**背骨はカラダの中心にある大黒柱であり、正しい背骨の動きなしに理想的な動きはできません。**そんな背骨の動きを最も意識しやすい動作が後屈なのです。そして、正しく動けるようになるとカラダの緊張が取れます。

では、そもそもなぜカラダが緊張しているのでしょう？

その理由は、多くの人が大黒柱である背骨をしっかり使えていないため、カラダのなかにある関節が不安定な結果、カラダが「なんとか安定させよう！」と防御反応として筋肉を固めているからです。これが長期的に続くことで「カラダの固さ」が作られます。

動かないことでカラダになにが起きる？

後屈で背骨をリセットする！

実は私たちのカラダの**筋肉は「固くなりやすい筋肉」と「弱くなりやすい筋肉」に分類することができます。**

そして、主に動きに関係する筋肉や、姿勢をコントロールする背骨周囲の筋肉が、固くなります。その理由は普段の生活で、

・同じ姿勢でいること

・活動量が少ないこと

つまり「動かない」ことが原因です。

そして、こうした筋肉が固くなると、姿勢を維持するための筋肉の働きが弱くなり、さらに姿勢が崩れ、さらに弱くなる……という悪循環に陥ります。

後屈の動作ではこうした「固くなりやすい筋肉」全般を動かすことで、姿勢に影響する筋肉の働きも改善が期待できます。

筋肉は動かさないことで

固くなる&弱くなる

また、固さがほぐれることで、スムーズな血流と正しい姿勢になるため、柔軟性だけではなく、肩こりや腰痛といったカラダの不調も改善することが可能です。日常でほとんど動かす機会のない「背骨を反らす」という動作をすることで、日々同じ姿勢でコリ固まったあなたのカラダをリセットしてくれます。

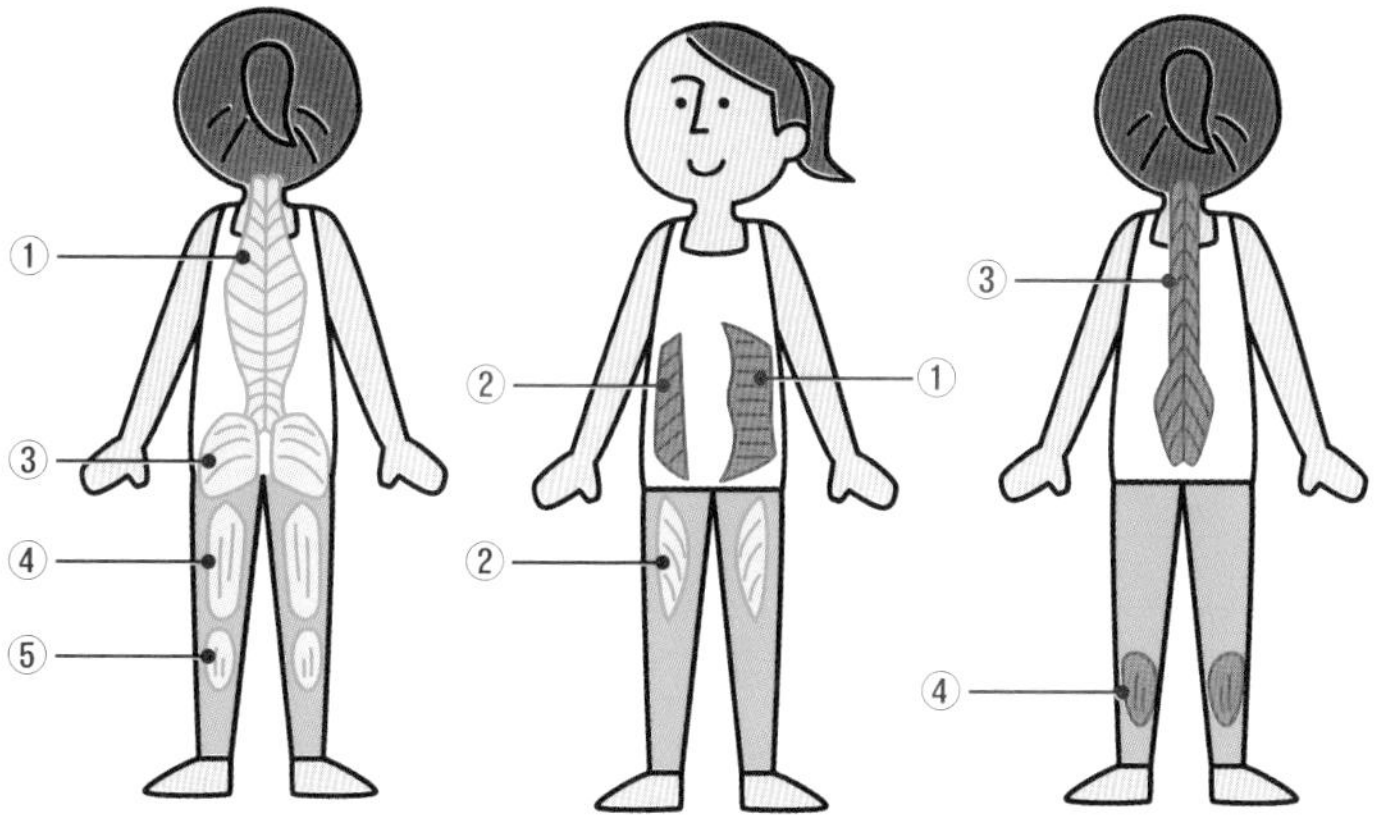

固くなりやすい筋肉	弱くなりやすい筋肉
①脊柱起立筋 背骨に沿ってある、筋棘筋・最長筋・腸肋筋の３つをまとめて「脊柱起立筋」と呼びます。骨盤から頭蓋骨をつなぐ筋肉で姿勢に大きく影響を与えます。	**①腹横筋** ４層あるお腹のインナーマッスルのなかでも一番深いところにある筋肉。コルセットのようにお腹を囲み、腹腔内圧をキープして姿勢を支えています。
②大腿四頭筋群 大腿直筋・内側広筋・中間広筋・外側広筋から成る「太もも」の筋肉です。股関節を支える重要な筋肉で、後屈にはこの筋肉の柔軟性が大事になります。	**②内腹斜筋** 腹横筋の上にある筋肉。一つ上にある外腹斜筋が外側から内側に走っているのに対して、逆に内側から外側に走っています。カラダを捻る際に働き、いわゆる「くびれ」をつくる筋肉です。
③大臀筋 人間のカラダで一番大きいお尻の筋肉。姿勢のキープ、歩く、走るなど、二足歩行の人間のカラダを支える大事な筋肉です。	**③多裂筋** 背骨についている小さな筋肉で、腰のところは大きくなっていて、姿勢を維持する重要な筋肉です。カラダを反る動作や倒す動作をするときに働きます。
④ハムストリング 太ももの後ろ側にある大腿二頭筋・半膜様筋・半腱様筋をまとめてハムストリングと呼びます。走る、歩くはもちろん、膝を曲げる、腰を反らすといった動きを支えています。	**④ヒラメ筋** 下腿三頭筋のひとつで、腓腹筋の下にある深層筋。腓腹筋と一緒にアキレス腱につながり、立っているときに後ろからカラダを支えています。名前は魚のヒラメに似ていることから付けられました。
⑤下腿三頭筋 いわゆる「ふくらはぎ」です。腓腹筋、ヒラメ筋から成り、地面を蹴る筋肉です。また、下半身に下りてきた血流を、上半身に送る役割から「第二の心臓」とも呼ばれています。	

カラダは動くためにデザインされている

座り続けることのリスク

「背筋を伸ばすのがいい姿勢」と聞いて背筋を伸ばしてみても、またしばらくすると元に戻ってしまう。

これは誰しも一度は経験したことがあるでしょう。

実際、世間で言われている〝いい姿勢〟を見よう見まねで真似してみても、〝いい姿勢〟が定着するわけではありません。

そもそも姿勢とは、動き出すために最適な状態〝ホームポジション※〟なのです。ですから、**動きが変わらなければ姿勢も変わることはありません。**もし姿勢を変えたいのであれば、カラダを動かすことでそれぞれのパーツを、本来の位置に戻してあげる必要があるのです。

いまでこそ私たちは同じ姿勢でいることに違和感なく過ごしていますが、そもそも人間を含む動物のカラダは、動くためにデザインされています。ですから寝ているとき以外は、長時間同じ姿勢を取り続けることに不向きなのです。実際、寝ている間も

※ホームポジション　身体構造に沿った位置にあり、適した動きや反応ができる状態。

寝返りをすることで、適度に姿勢を変えていますよね。

座り続けることのリスクについては多くのエビデンスが出されています。

アメリカで行われた有名な研究※としては、**1日に7時間以上座っている場合、全死亡リスクが1・5倍、心血管疾患（心筋梗塞や血管狭窄症など）で死亡するリスクが2倍になるという報告があります。**

●死亡率全体

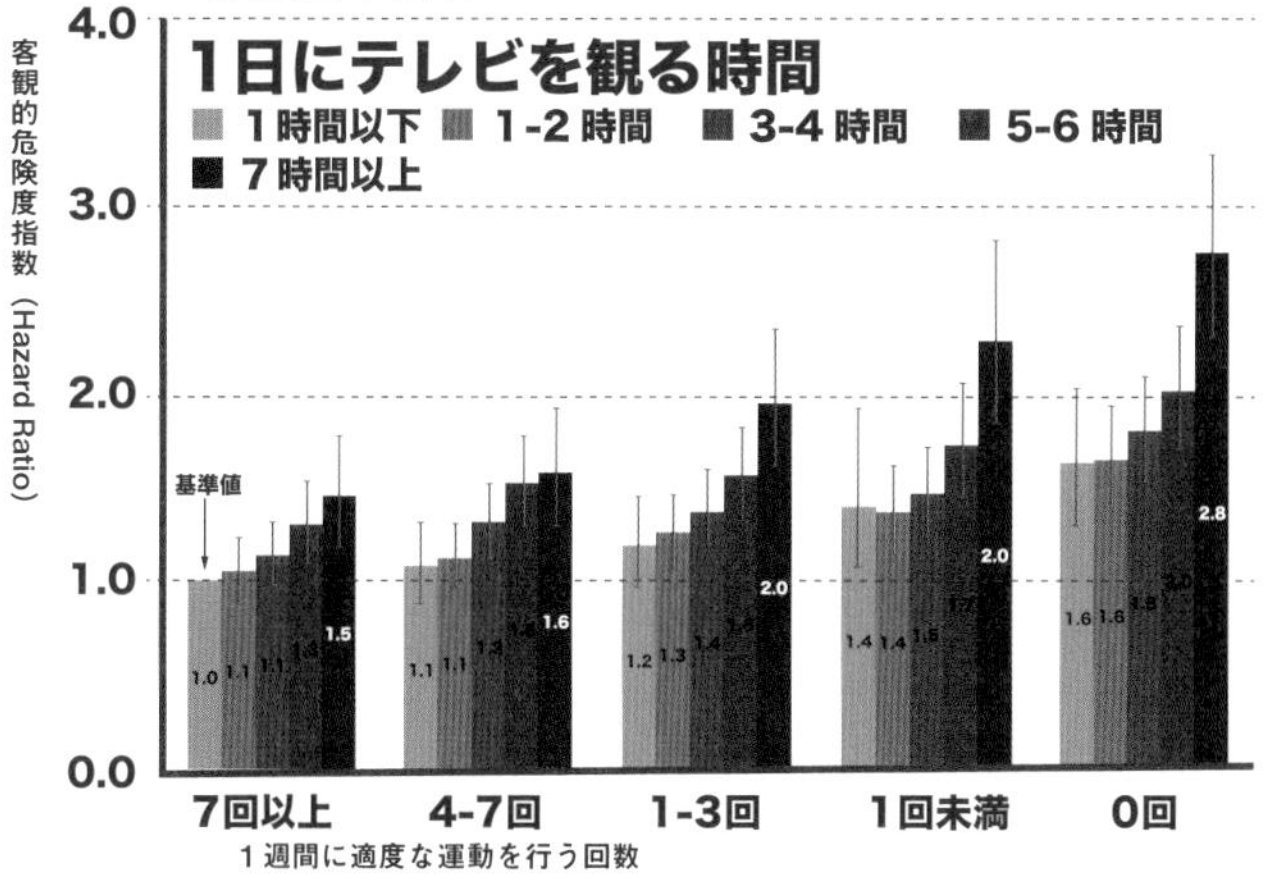

●心血管疾患死亡率

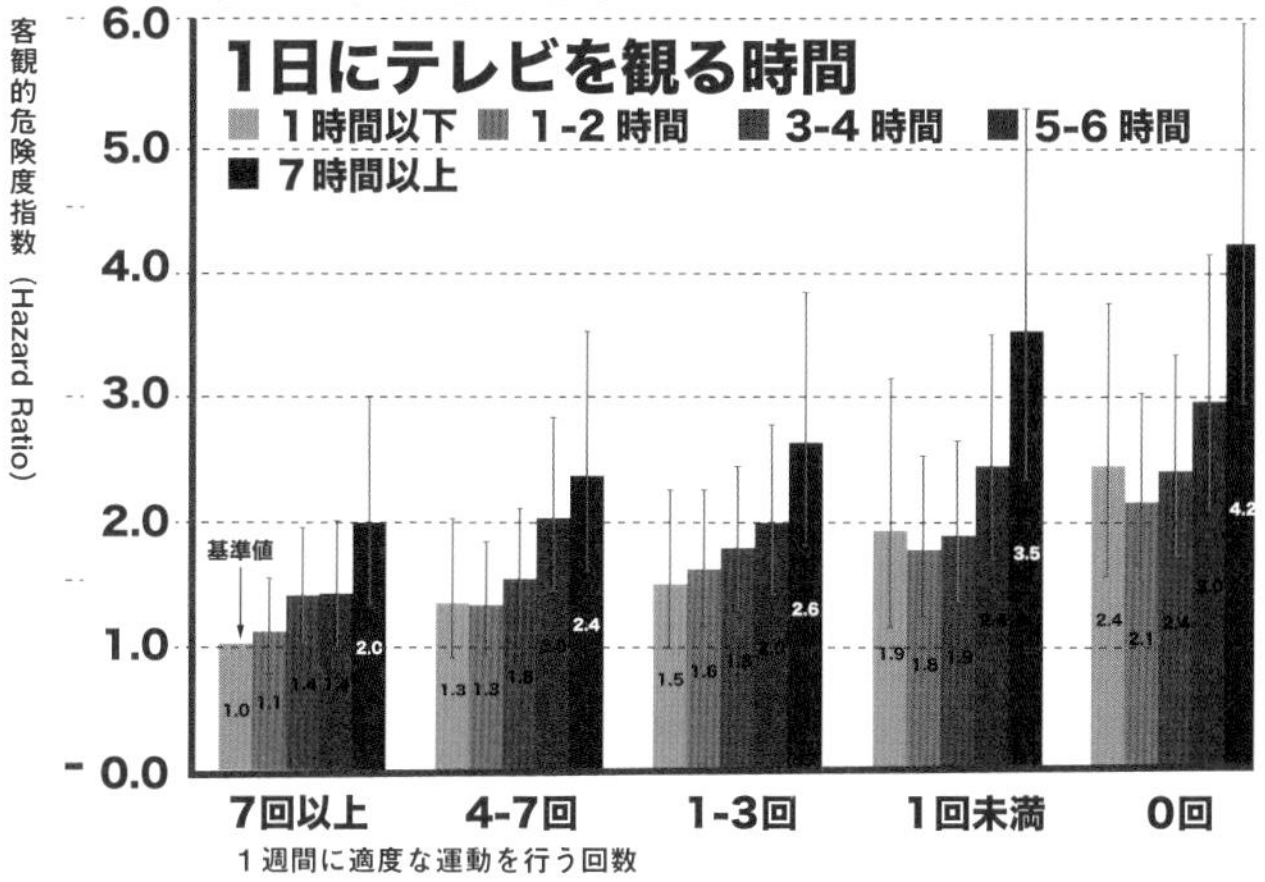

しかもこの数字は日頃運動習慣がある人の場合で、運動習慣がなくて座っている時間が長い人は、全死亡リスクが2・8倍、心血管系疾患で死亡するリスクが4・3倍にまで跳ね上がるそうです。

※この研究はテレビを観ている時間と座っている時間に相関関係があるという仮説のもとに行われたものです。

参考文献「Amount of time spent in sedentary behaviors and cause-specific mortality in US adults」（https://pubmed.ncbi.nlm.nih.gov/22218159/）

“いい姿勢”のカギはどこにある？

頭と股関節の関係が大事

では、カラダのデザインにかなった姿勢、すなわち動き出すためのホームポジションの基準はどこにあるかというと、頭と股関節にあります。この2箇所を固定していないのが、理想的な姿勢です。

頭と股関節が協調的に動くことで、背骨を安定して立たせる仕事をしています。

厳密には背中の筋肉をはじめとする抗重力筋※という筋肉が“いい姿勢”を作っているのですが、それも頭と股関節の良好な関係性があってはじめて、本来の働きをしてくれるのです。

頭の位置はとても重要で、本来の位置《ニュートラルポジション》にあることで、目から入る情報とカラダの傾きを調節する感覚が合わさり、正しい姿勢をとることができるのです。

ちなみに抗重力筋のひとつである脊柱起立筋《せきちゅうきりつきん》の衰えは、将来的に「円背《えんぱい》」と呼ばれる高齢者にみられる背中が丸くなる原因でもあります。

※抗重力筋　重力に逆らって姿勢を保つ働きをする筋肉。

猫背の姿勢で頭をロック！
姿勢と目が悪くなる

また、いわゆる「猫背」の姿勢は、首と頭の間にある関節（環椎後頭関節《かんついこうとうかんせつ》）を伸ばしすぎて、頭の動きをロックしてしまいます。その結果、耳の奥にある「前庭器官《ぜんていきかん》」というカラダのバランスを司る器官が正常に情報をキャッチすることができず、カラダは不安定になり、その結果、全身を緊張させた姿勢になってしまうのです。

首の付け根を揉んでみて痛みや固さを感じる方は要注意ですよ！

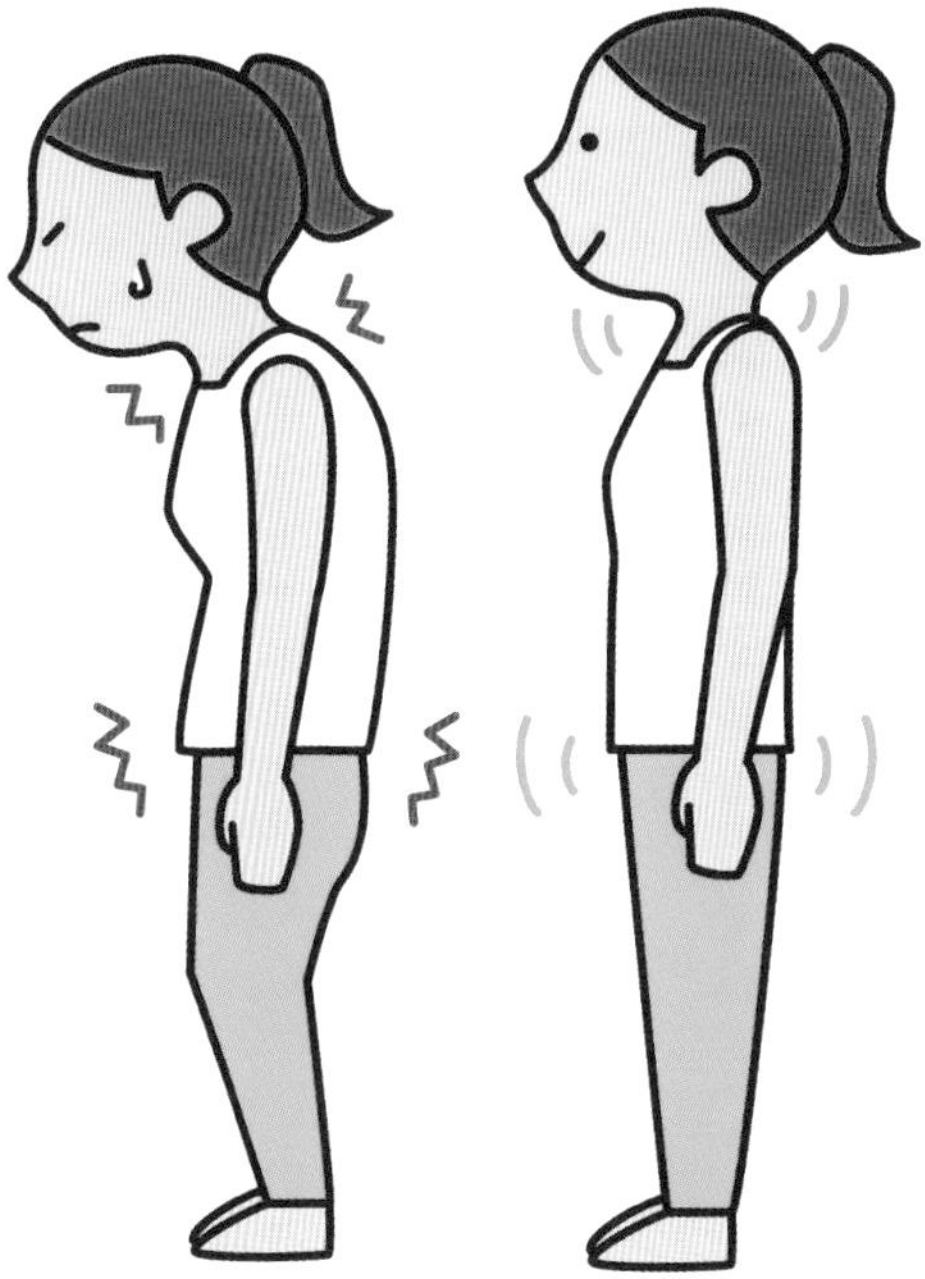

猫背で腰が抜けた姿勢は、見た目だけではなく頭と股関節をロックしてしまい、カラダ全体を緊張させてしまいます。

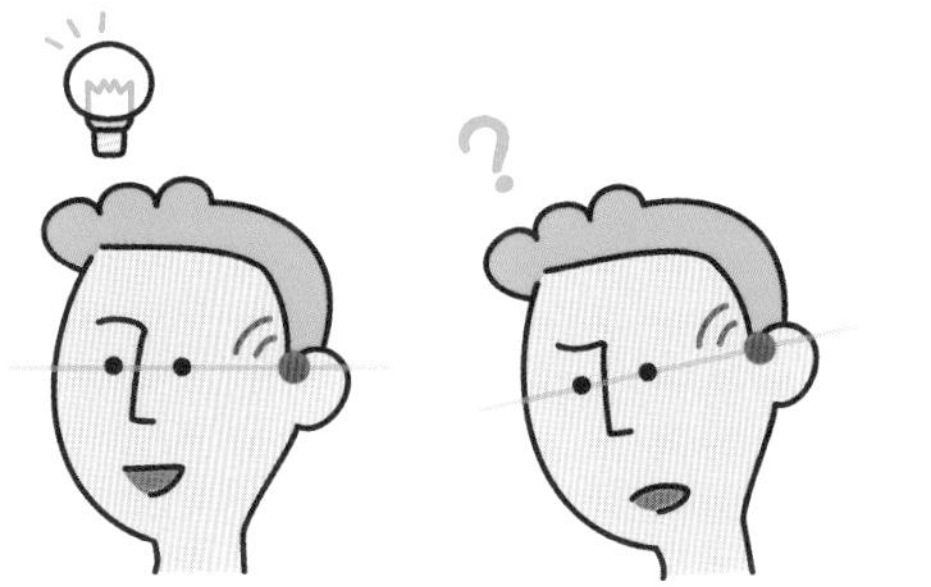

頭がロックしてしまうと、カラダのバランスをとっている前庭器官が正しい水平・垂直をとれないため不安定になります。カラダはそれをなんとか安定させようとさらに頭を固めるので、どんどんカラダの動きが悪くなります。
スマートフォンを長時間使っている人も要注意です。長時間光る画面を見ることで、目の筋肉が緊張。これに連動して後頭部の筋肉も緊張して、頭をロックしてしまうのです。

「座ったまま」は楽じゃない!?

股関節と腰痛の関係

頭の次は股関節です。

猫背で首が前に出ると、骨盤は後傾し股関節の前面の筋肉は固く緊張します。

すると、股関節が自由に動けないために、腰をはじめとする骨盤周りの筋肉も緊張し、頭部と骨盤の協調した動きを制限してしまいます。

その結果、背骨はさらに緊張して固くなり、胸が潰れることで呼吸も浅くなり、免疫力が低下するという悪循環が生まれます。

また、椅子に座る際には、股関節が90度に曲がった姿勢をとりますね。

実はこの90度のポジションは、股関節の動きを制限してしまうために、姿勢が崩れても微調整ができません。さらにこのポジションは背骨の自然なS字カーブをキープするのに不向きな姿勢で、その結果、背骨の椎間板にかかる荷重ストレスは、立った姿勢の1・4倍と言われています。

つまり、**座り続けるだけで腰痛のリスクを上げているのです。**

長時間椅子に座ることで上がる

3つのリスク！

日本人の成人が１日に座っている時間は、
約７時間で、世界一だと言われています。
そこにはこんなリスクがあります。

▶リスク１「腰痛」

①背骨のＳ字カーブが崩れる
②椎間板にストレスがかかる
③腰痛のリスクが高くなる

▶リスク２「代謝・心血管疾患」

①ふくらはぎが動かない
②血流が少なくなる
③血管機能の低下、中性脂肪濃度が上昇
④代謝と心血管疾患リスクが高くなる

▶リスク３「免疫力低下」

①股関節骨盤周りの筋肉が緊張
②首と骨盤の協調に制限、背骨が緊張
③胸が潰れ呼吸が浅くなり免疫力が低下

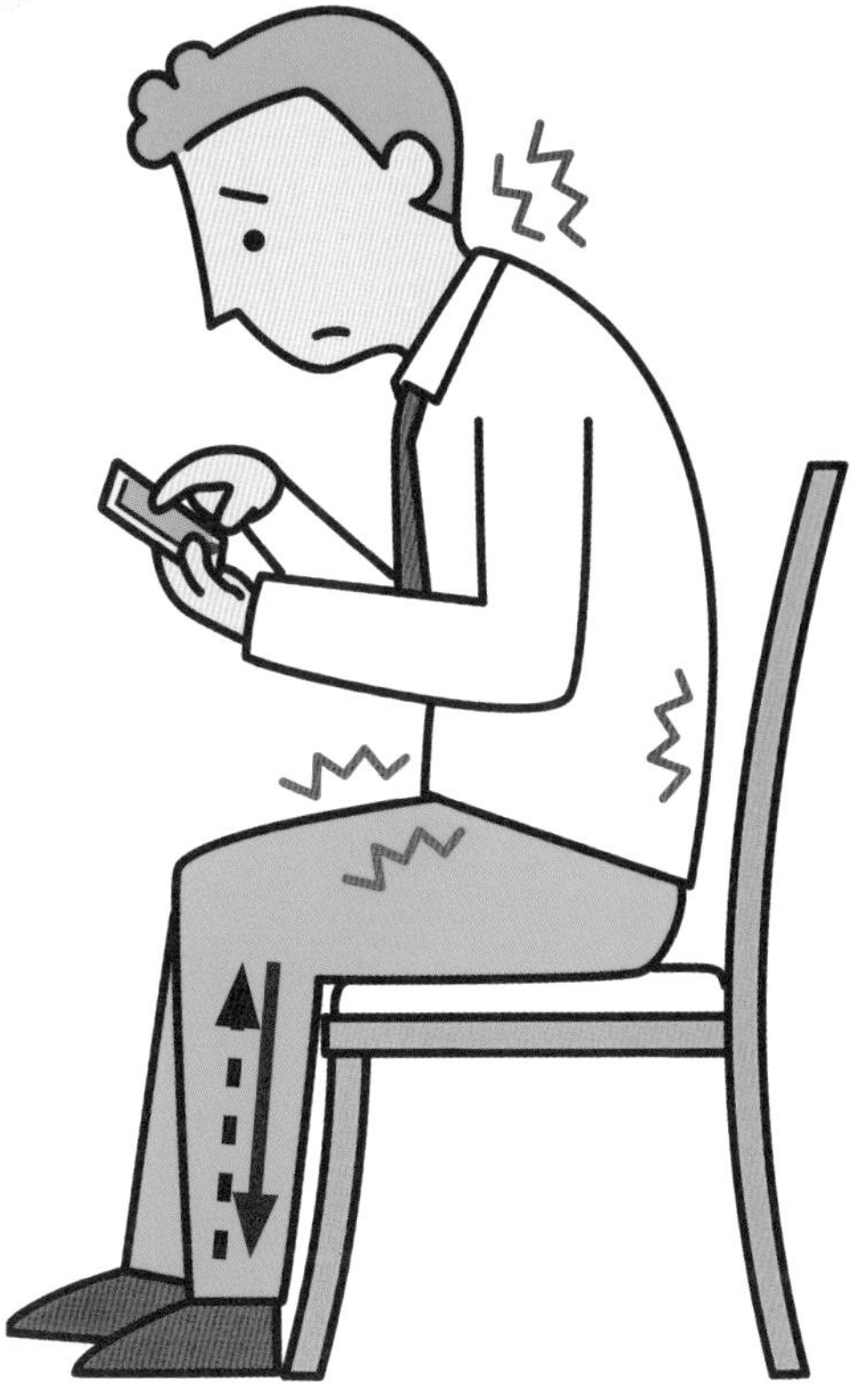

椅子に座った姿勢では、下半身の筋肉がほとんど活動しないため、「第２の心臓」であるふくらはぎが働かず、血流が低下します。

参考文献：『「座りすぎ」が寿命を縮める』（岡 浩一朗著 大修館書店）

現代人に必須の運動！

後屈を習慣化しよう！

ここまで「動かないこと」「座り続けること」のリスクについて書いてきました。

そうはいっても、職場で座らずに仕事するわけにもいきませんよね。

そこでオススメなのが、普段の生活でカラダに負担をかけていた分、リセットする習慣を持つことです。

その手段として、この本のテーマ**「後屈」が非常に有効なのです！**

後屈動作には、

①股関節の伸展運動
②胸を開く動き
③首を伸ばす動き

日常のちょっとした合間に
後屈でリセット！

勉強やオフィスワークなど、座っている作業の合間に後屈を行うことで、カラダをリセットできます！

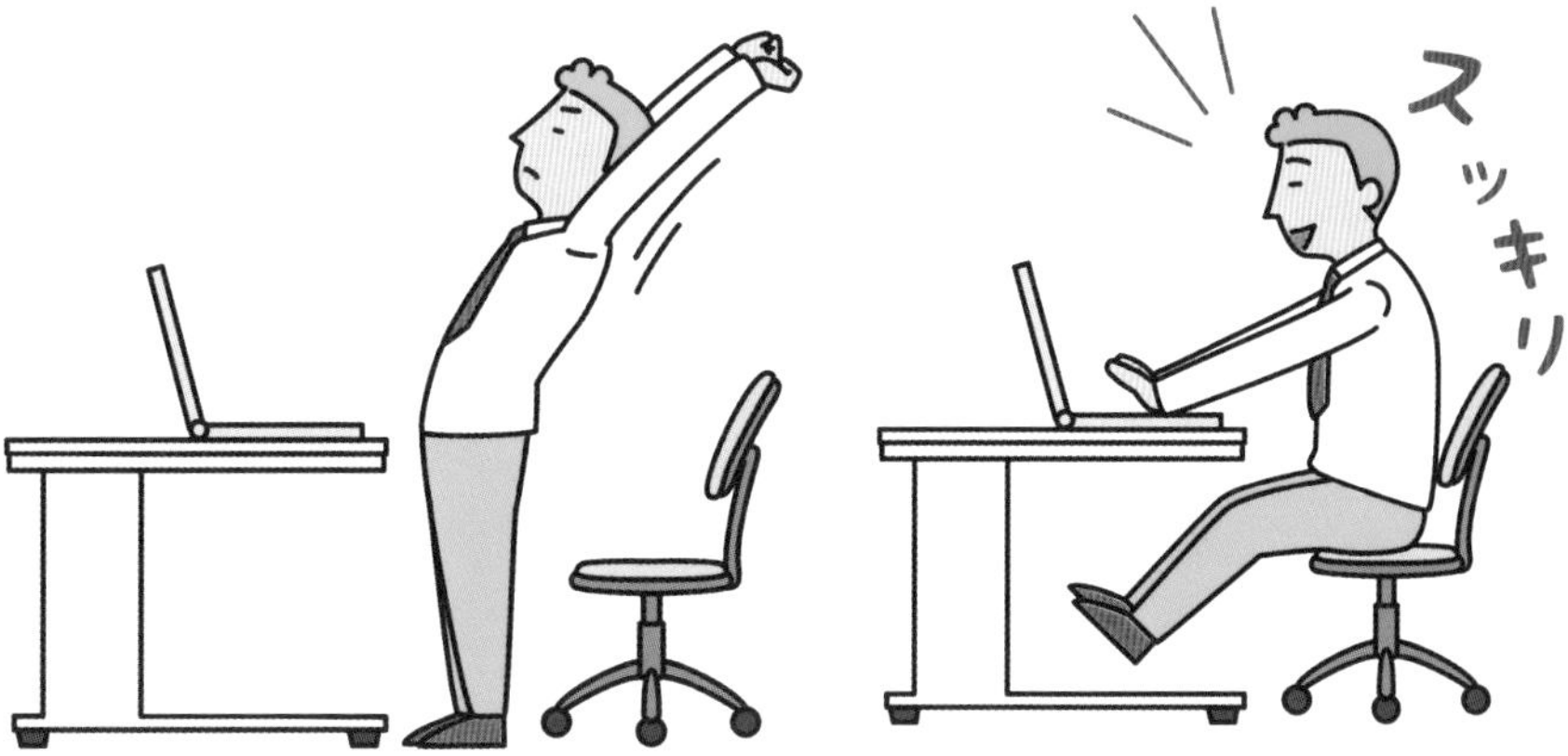

の3つが含まれています。これはまさに座っているときの、

①股関節の前面が緊張している
②胸が閉じている
③後頭部、首の付け根の緊張

と逆の動きで、これらをリセットするのに最適な動作といえます。

つまり、**正しい後屈の練習は、現代人が抱えるカラダの問題解消に最も理に適ったエクササイズといえるのです。**

ぜひ習慣化して、理想のカラダを手に入れましょう！

背骨の感覚を思い出す

「背骨」はカラダとココロの「支柱」

カラダの支柱である背骨の感覚が失われると、精神的にも軸がなく不安定な状態になります。

実際に姿勢は神経伝達物質の分泌に大きく関係していて、**背筋を伸ばし、自然な腹式呼吸を行うことで、セロトニンの分泌量が高まるというデータがあります。**

セロトニンは〝幸せホルモン〟とも呼ばれていて、心の安定に大きく関係しています。

つまり背骨をしっかり使うことは、ココロに直結しているのです。

もちろんカラダにも強く関係しているのはいうまでもありません。

「人のカラダは動くためにデザインされている」と書きましたが、運動と健康の関係はたくさんの研究によって実証されていて、「病気のリスク軽減」「メンタルの改善」「肥満解消」「学習力や記憶力の向上」と多岐にわたります。

このことからも**「動くとカラダにいい」というよりも、本来は生き物として「動いて当たり前」で、「生きること=動くこと」なのです。**

特に活動機会が減っている現代人にとっては、運動は趣味や嗜好ではなく、必須なのです。

ランニングや筋トレは苦手という方は、1日数回だけ背骨を動かすところから始めてみましょう。

背骨がしっかり働くと

ココロも安定する！

幸せホルモン「セロトニン」とは？

セロトニンは神経伝達物質のひとつで、心の安定に関係しています。これが不足すると気持ちが不安定になり、落ち込んだり、うつ病などの原因になったりします。
セロトニンを分泌させるには、食べ物（タンパク質に含まれる必須アミノ酸トリプトファンなど）や日光浴、運動が必要で、リズミカルな呼吸も効果があると言われています。

セロトニン UP!

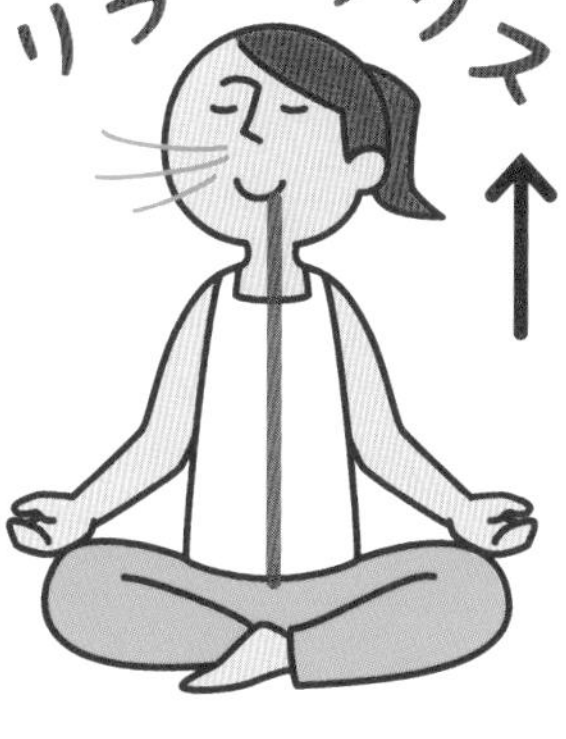

背骨がしっかり働いた状態で行う腹式呼吸は、別名「セロトニン呼吸」とも呼ばれ、カラダはもちろん、ココロも安定させます。

セロトニン Down!

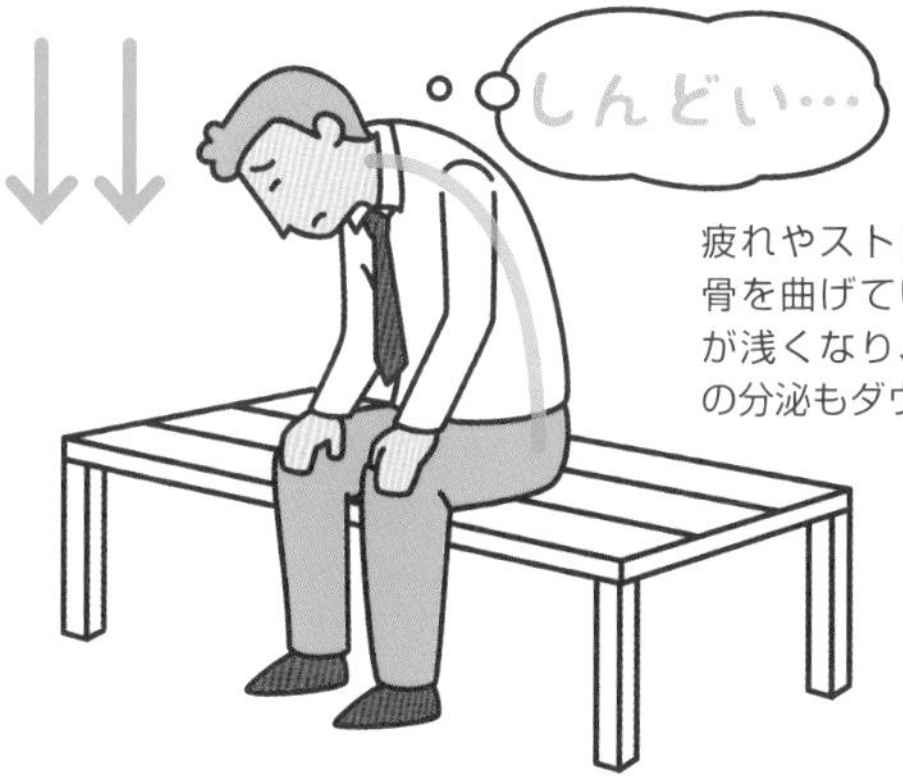

疲れやストレスなどで背骨を曲げていると、呼吸が浅くなり、セロトニンの分泌もダウンします。

column

「赤ちゃんはハイハイが大事！」

私たち人間は、お母さんのお腹にいるあいだに、人類が海から陸に上がった35億年の進化の過程を、約280日という物凄いスピードで辿っていると言われています。

生まれた赤ちゃんは、10ヶ月もすると、つかまり立ちをはじめ、さらに1歳6ヶ月を過ぎる頃には二本足で歩きはじめます。

子供の成長が楽しみなパパさん、ママさんにとっては、「早く歩けるようになってほしい！」と思うところでしょうが、実はこの僅かな時間が背骨にとってとても重要なのです。

その理由は、赤ちゃんはハイハイをすることで、背骨から全身の器官につながる自律神経を刺激し発達させているからです。

自律神経は、「交感神経」と「副交感神経」の2種類があり、どちらも私たちの意思に関係なく、24時間、内臓の働きや代謝、体温などをコントロールしている、生きるためにとても大切な神経です。

ですからこの時期は慌てず、できるだけ見守ってあげることが、将来のためにとても重要なのです。

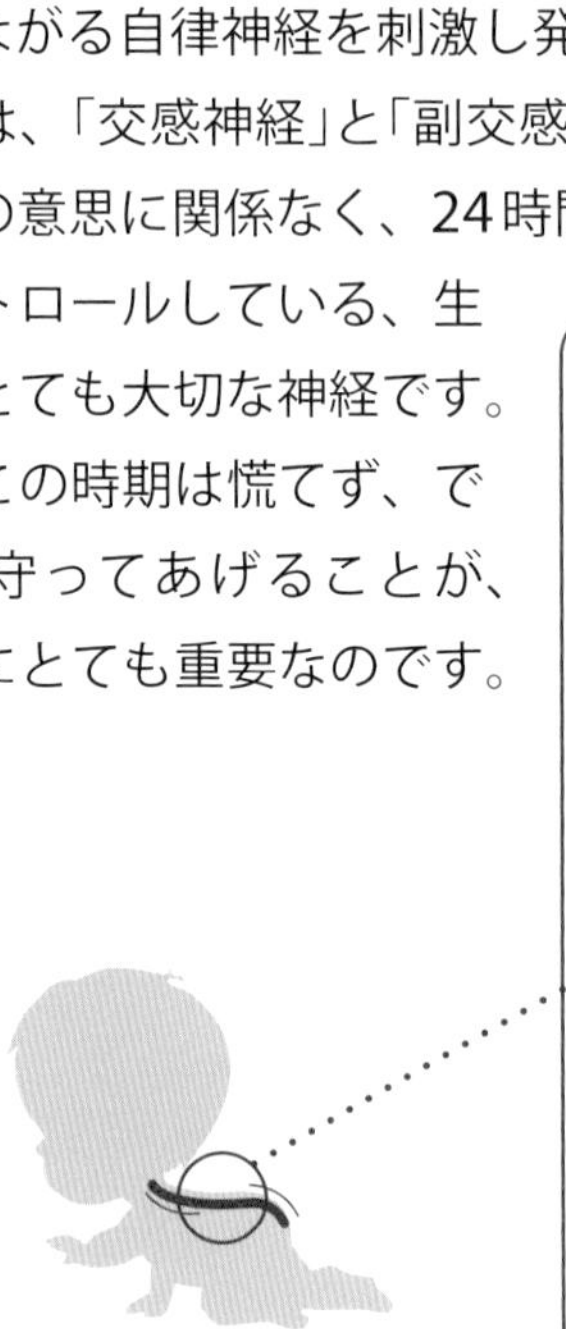

背骨のなかを通る、脊髄から伸びる神経（自律神経）は、全身の筋肉や器官につながっています。赤ちゃんはハイハイをすることで、背骨を動かし、神経に刺激を与え、この結びつきを強化しているのです。

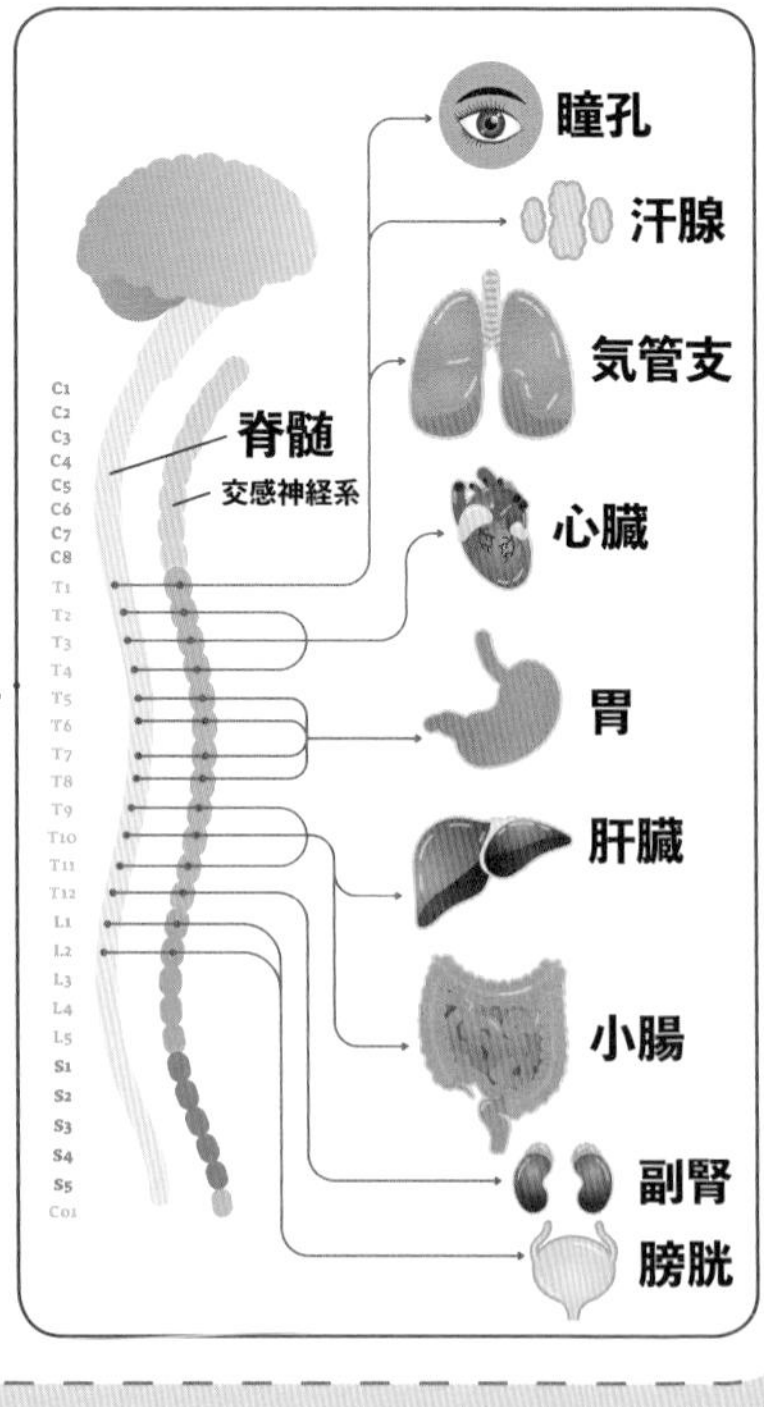

※ここでは交感神経のみ図示しています。

PART.2

背骨から カラダを見直そう！

みなさんは背骨がいくつの骨で構成されているか知っていますか？　私たちのカラダの大黒柱なのに、意外に知らない「背骨」について見直してみましょう。

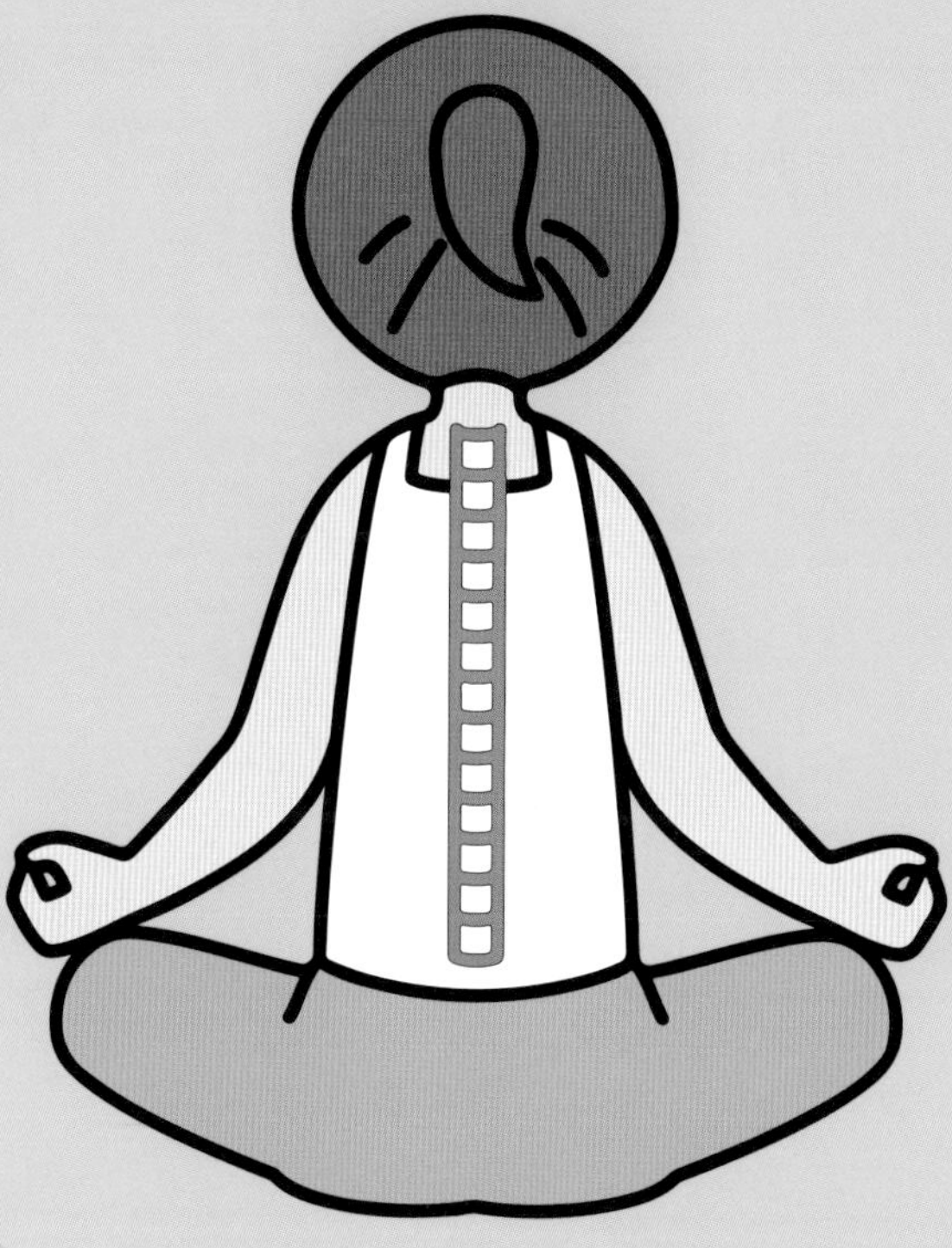

カラダの大黒柱背骨を知る

“背骨”が守る「神経」「支持」「運動」

背骨は、頸椎7個、胸椎12個、腰椎5個の24個の椎骨が積み重なることで構成されています。そして、背骨の中心には脊髄という中枢神経が走っていて、脳とカラダをつなぐパイプラインになっています。

そのため脊髄を損傷したりすると、脳の指令がうまく伝わらず、動くことができなくなったり、感覚異常を引き起こしたりします。

背骨は主に、

- **「神経」を守る「保護」の役目**
- **自重を支える「支持」の役目**
- **下半身と上半身を連動する「運動」の役目**

と、大きく3つの役割を持っています。

そのため背骨は、外からの衝撃に耐えられる強度と柔軟性を備えています。

カラダの大黒柱

背骨の仕組み

私たちのカラダを支える背骨。
そこには全身をつなげる
大事な神経が通っています。

背骨は、自由に動けて、かつ安定している状態が理想的であり、この状態が維持できていることが背骨の動きを最大限引き出すために必要な絶対条件となります。

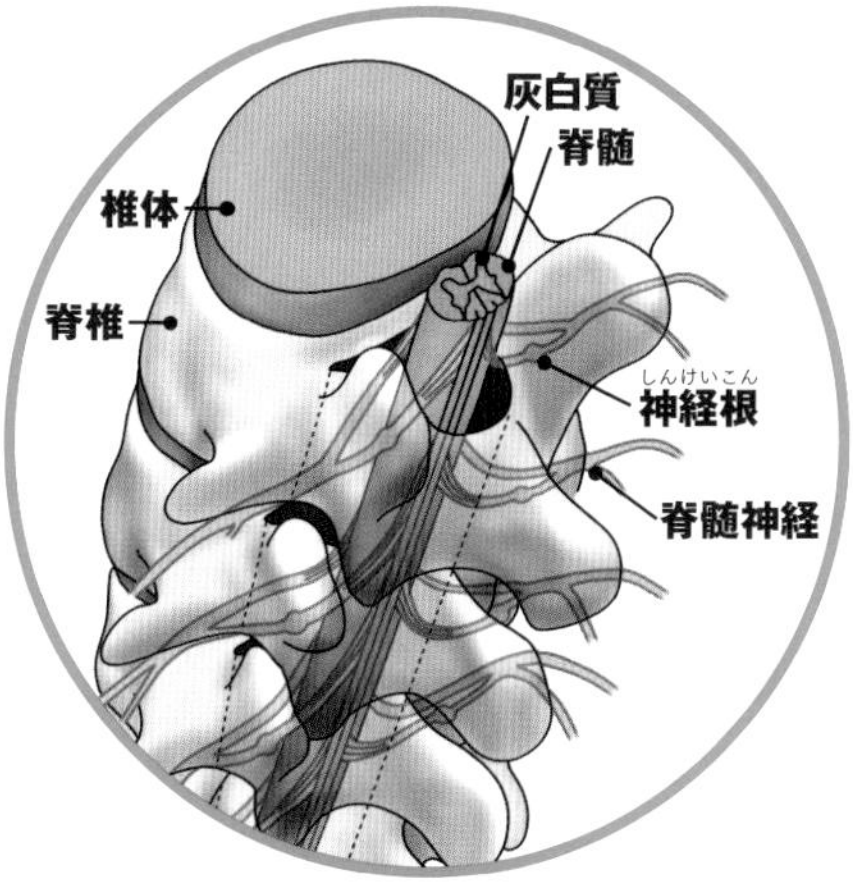

背骨（脊椎）のなかには脳からつながる中枢神経・脊髄が通っています。この脊髄から全身に動くことを指令する運動神経と、カラダからの情報を集める感覚神経(両方を合わせて脊髄神経と呼びます)が全身に張り巡らされています。
背骨が歪むとなかを通る神経にも影響を与え、筋力の低下や痛み、麻痺などの原因となります。

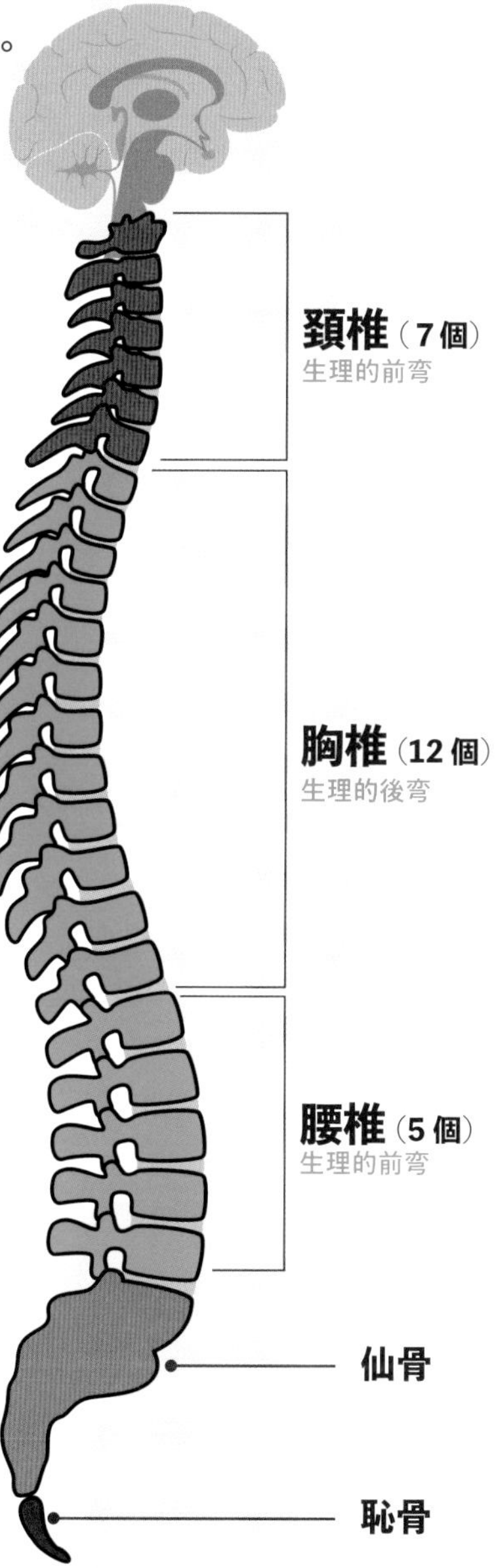

私はカラダが「固い」「柔らかい」？

柔軟性を決める2つの要素

「私は子供の頃からカラダが固いから……」

これは私がヨガを指導しているときに、よく聞く声です。

そこでまず「本当に小さい頃からカラダは固いのか？」「柔軟性はどこで決まるのか？」といった、基本的な疑問にお答えしておきましょう。

まず「子供の頃から」ということについては、小学生くらいまでは、体格の差はあっても筋肉の固さや大きさにはそれほど差はありません。

「でも私は子供の頃からカラダが固かったんです！」

という声が聞こえてきそうですが、実は柔軟性には、

①筋肉の固さ

②緊張から来る固さ

の2種類があります。

①は、シンプルに筋肉そのものの固さですが、②は緊張による神経に由来する固さで、間違った動きや心理的なものなどによって生じます。

間違った動きは、筋肉や関節に負担をかけるため、脳はカラダが壊れないように筋肉を緊張させてブレーキをかけます。これがカラダの固さを生み出しています。

心理的なものは〝失敗したら恥ずかしい〟〝先生が怖い〟などで起こる緊張で、「体育が苦手だったんです」という人の多くは、カラダの問題というよりも、こうした緊張で動きがぎこちなくなり、その結果、運動に苦手意識を持ってしまい「私は子供の頃からカラダが固かった」と思い込んでいるケースが多いのです。

ですから、この**心理的な緊張が解けることでカラダの固さや動きは変わります。**

それがわかりやすいのが子供です。

親子ヨガで指導していると、子供の動きはみるみる変わってきます。理由は、学校とは違うリラックスした場所で、正しいカラダの動かし方がわかると、筋肉が柔軟な子供の方が変化が早いからです。これを私は〝機能的柔軟性〟と呼んでいます。

実は多くの人が悩んでいる**肩や首のコリ、腰痛なども、問題は筋肉そのものではなく、神経的な緊張が原因**であることが多く、現在では腰痛とストレスの関係が注目されています※。

※日本整形外科学会・日本腰痛学会『腰痛診断ガイドライン 2019』参照。

これを間違って、「ストレッチを頑張って改善しよう！」と、緊張状態の筋肉を無理に伸ばそうとすると、脳は「危ない！」と、神経に信号を送り、カラダを止め、それを無理に動かそうとすると……、当然、効果はなく怪我のリスクが高くなります。

では、どうすればいいのでしょう？

理想的なのは、脳に「これなら安全」と安心してもらえて、緊張のブレーキが起きない運動です。

それには「曲げる」「伸ばす」といった、シンプルでいてカラダ全体を動かす運動が効果的です。

そこでうってつけなのが背骨を動かすことです。

背骨の基本動作は主に、前屈、後屈、左右側屈、左右回旋の6種類で構成されています。そして、私たちが普段の生活で行うほとんどの運動は、こうした背骨の動きをベースにしています。

そうした**背骨の運動のなかでも後屈は、背骨をまんべんなく動かすことができるため、動きの手順を理解する上で最も適した基本動作なのです。**

つまり、後屈をマスターすることは、あなたのカラダの大黒柱（背骨）をより強くし、しなやかにしてくれるわけです。

カラダを固くしている

2つの理由

**もともとカラダが固い人は少なく、
問題のほとんどは「運動不足」と
「思い込み」なのです。**

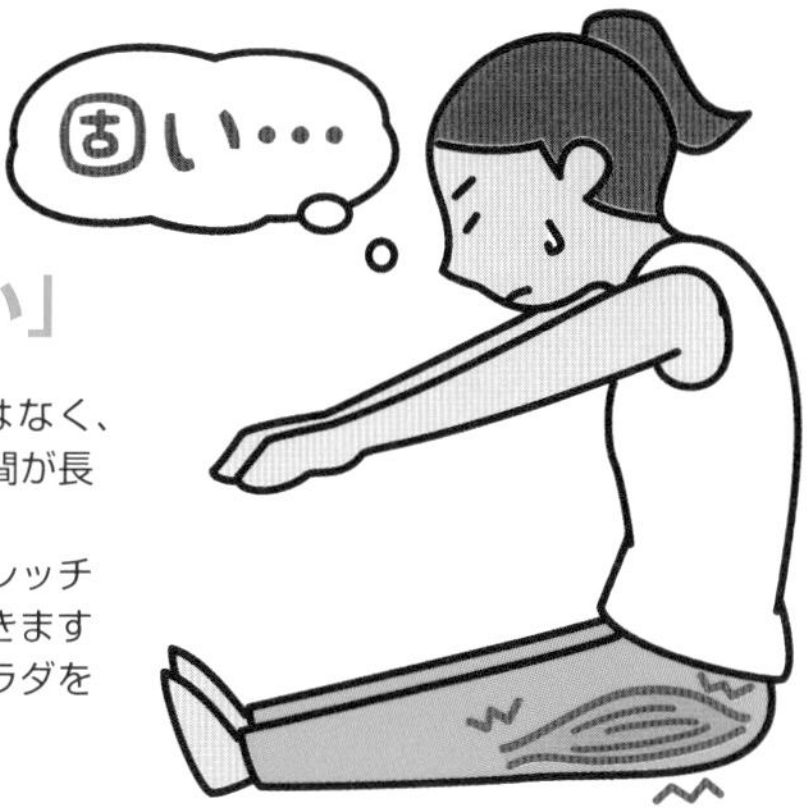

▶理由① 「筋肉が固い」

ほとんどの場合、生まれつきではなく、運動不足や日常的に同じ姿勢の時間が長いことが原因です。

怪我などが原因でなければ、ストレッチや柔軟体操で少しずつ解消していきますので、自分のペースで少しずつカラダを動かすといいでしょう。

もちろん後屈もおすすめです！

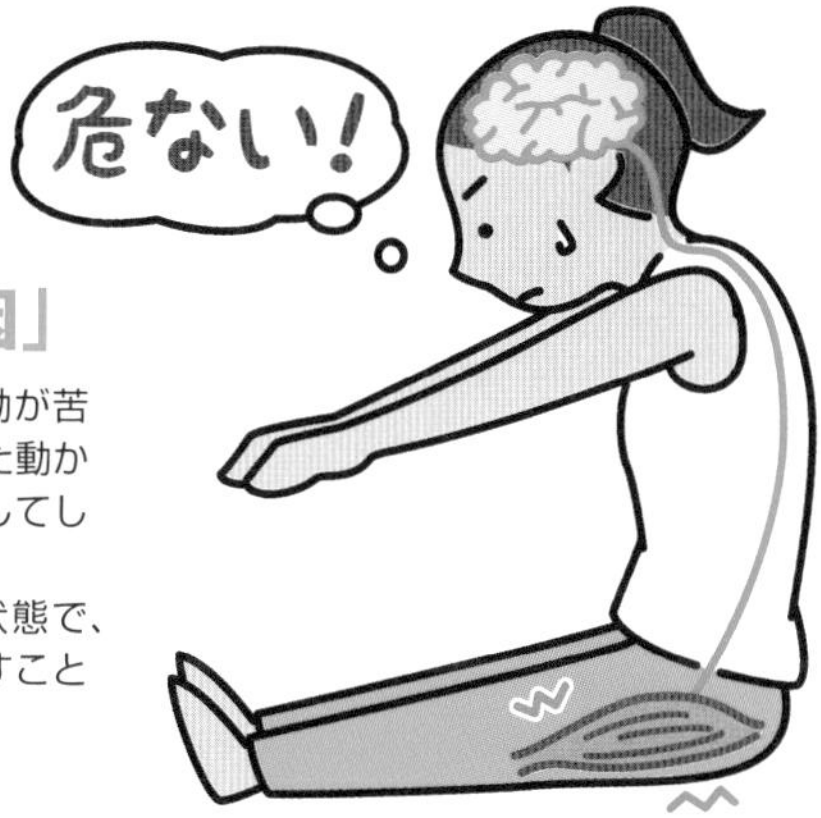

▶理由② 「緊張が原因」

実は多いのがこちら。「自分は運動が苦手だ」という思い込みと、間違った動かし方が緊張を生み、カラダを固くしてしまっているケースです。

このケースは、リラックスした状態で、正しいカラダの動かし方を繰り返すことで解消されていきます。


立ち振る舞いが美しく、柔軟さを兼ね備え、不調に悩むことのないカラダを目指して、一つひとつポイントを押さえながら、着実にステップアップしていきましょう。

そして、楽に動けるカラダを手に入れてぜひ運動習慣を身につけましょう！

伸ばさない！　カラダが自然に伸びていく！

後屈はストレッチにあらず

みなさんはストレッチをするときに、どんなイメージで行いますか？

ほとんどの人は「筋肉を伸ばそう！」と、どこかの筋肉が伸びているのを感じようとしているでしょう。

ですが、無理にカラダを伸ばそうとしても、脳が「危ない！」と信号を出して、カラダを緊張させる仕組みがあることは、もうお伝えした通りです。

大事になるのは、

「伸びを感じない方向を探りながら行う」

ことです。

ここで知っておいてほしいのは、同じストレッチでも目的が変わると手段が変わるということです。

いわゆる〝疲労回復〟や〝怪我のリハビリ〟で行うストレッチの場合は、カラダに伸ばす刺激を入れる必要があります。ですから指導の際には「しっかり伸びる場所を意識

無理に引き伸ばさない！

カラダ全体で伸びる

▶カラダ全体が伸びていく

後屈を行うときに大事なのは、カラダの一部の伸びではなく、全体の伸びです。
そのためには、「腕を伸ばそう！」という意識ではなく、「背中を下に伸ばす」といった普段伸びを感じない方向を意識することが大事になります。
その結果、カラダ全体が伸びるのです。

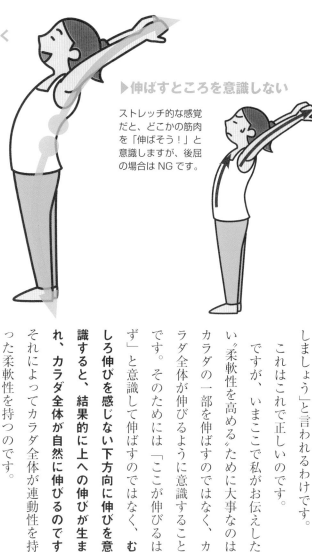

▶伸ばすところを意識しない

ストレッチ的な感覚だと、どこかの筋肉を「伸ばそう！」と意識しますが、後屈の場合はNGです。

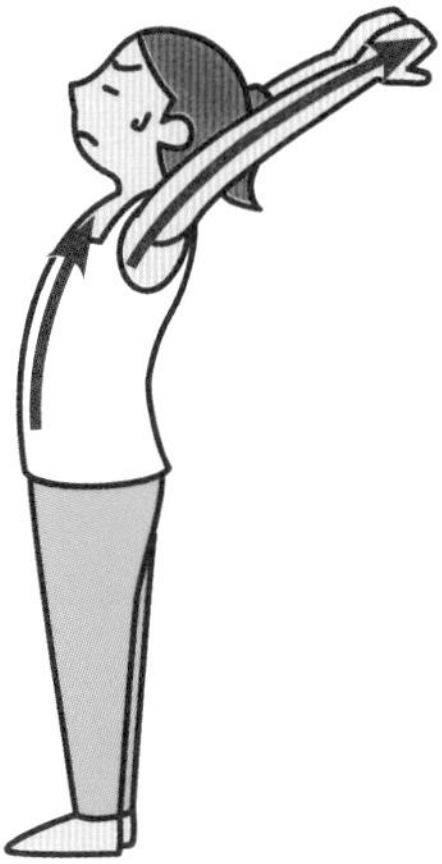

しましょう」と言われるわけです。

これはこれで正しいのです。

ですが、いまここで私がお伝えしたい〝柔軟性を高める〟ために大事なのは、カラダの一部を伸ばすのではなく、カラダ全体が伸びるように意識することです。そのためには「ここが伸びるはず」と意識して伸ばすのではなく、**むしろ伸びを感じない下方向に伸びを意識すると、結果的に上への伸びが生まれ、カラダ全体が自然に伸びるのです。**それによってカラダ全体が連動性を持った柔軟性を持つのです。

これから紹介する後屈をはじめとした背骨の基本動作も、「筋肉を伸ばす」ことよりも、「カラダが自然に伸びていく」動き方を意識してみましょう。

筋肉は〝伸ばす〟ではなく〝伸びる〟

柔軟なカラダは全体の協調性から生まれる

私が指導するヨガでは、一見人間離れした柔軟性が求められるアーサナ（ポーズ）がたくさんあります。

普通の人が練習なしで、いきなりやろうとすると、カラダが柔らかくなるどころか、おそらく関節を痛めてしまうでしょう。

それは当たり前です。長年稽古をした人は、理に適ったカラダのコントロールができているからできるわけです。では「理に適ったカラダのコントロール」とはなんでしょう？　答えは、**「動きに対してカラダが連動して協力しあっている」**ということです。だから不可能なような動きも涼しい顔でできるわけです。

この「カラダの連動」を、肩を動かすことで簡単に体感できる方法があるので、ちょっと試してみましょう。

カラダの連動を感じよう！ 01
まっすぐ腕を上げよう

まずは腕を上げる動作をします。あなたはどこまで上げられましたか？

天井に向かってまっすぐ伸びて、耳のラインのところまで上がれば、腕の動く範囲に問題はありません。

では耳のラインをさらに越えて、さらに指先を背中側に持っていけますか？

ここで試されるのが、肩甲骨と胸（胸郭）との連動性です。

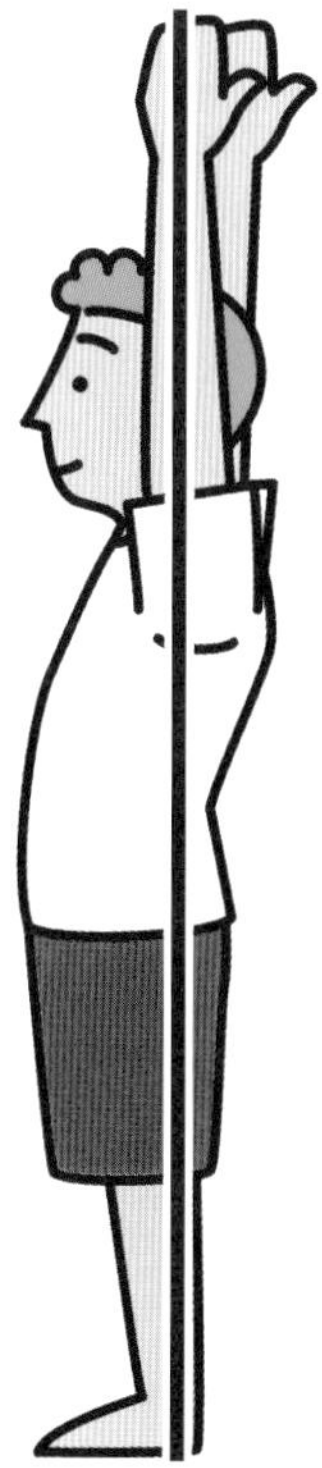

ここまで無理なく動かせれば、腕が動く範囲については正常です！
では、さらに背中側に動かすことはできるでしょうか？
（次のページへ）

▶肩関節の動く範囲

腕を頭上に上げるという単純な動きにも、たくさんの関節が動いています。この動きは、解剖学上は「肩関節の屈曲」といって、180°が正常範囲と日本整形外科学会で定義されています。ちなみに背中側に動かす運動は「肩関節の伸展」で、こちらは60°が正常範囲です。

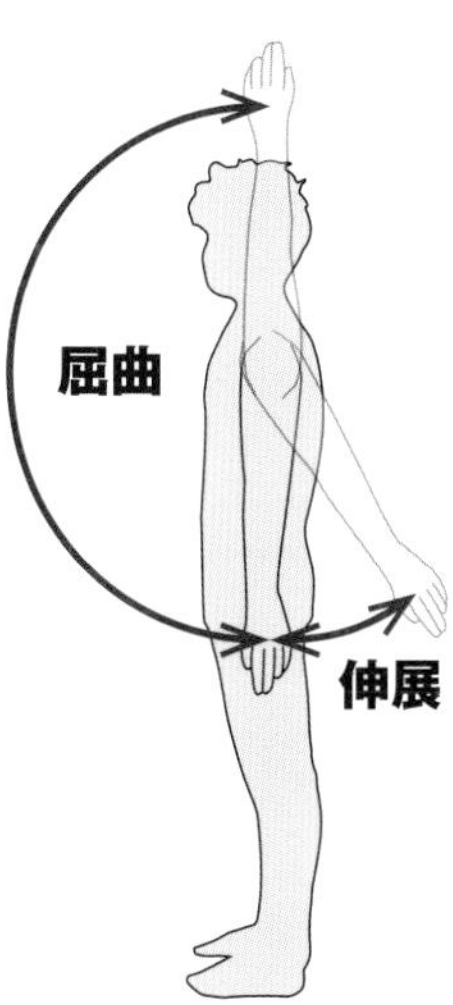

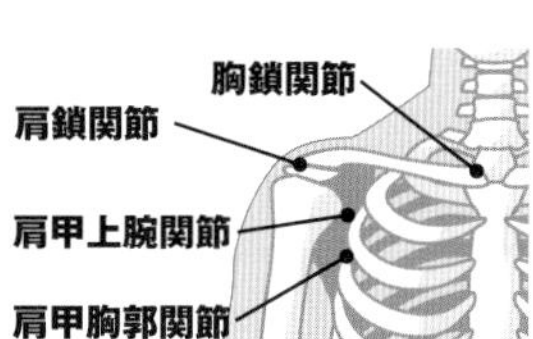

試してみていかがでしたか？

耳のラインを超える肩の柔軟性には、肩甲骨の動きと肋骨の動きも連動させる必要があります。この連動性を無視して腕を後方に持っていこうとすれば、肩関節のオーバーストレッチとなりケガの原因となります。

ケガの予防や動き自体の質を考えると、一つひとつの関節の柔軟性よりも、いくつもの関節が連動してスムーズに動くことの方が重要です。実はこの連動性が失われることで、関節の一部分を痛めてしまい、動きが固くなってしまうのです。

逆に言えば、連動性を意識してカラダを動かすことで、関節の部分的な固さは解消することができます。

そして覚えておいてほしいのは、こうしてカラダ全体を動かすときには、

「筋肉を伸ばしている感覚はない」

ということです。

ストレッチをする方の多くは筋肉を伸ばすことが目的ではなく、ストレッチをすることでリラックスしたり、姿勢を良くしたり、柔軟性を高めることが目的だと思います。そうであるならば、まずは動きを改善してみましょう。

そのためには「筋肉を伸ばそう」から、「伸びを感じない方向を探る」への意識転換が

必要です。

「無理に背伸びをするような動きはNG」なのです。

ちなみに、いま腕が耳のラインを超えなくても全然気にしなくて大丈夫です！

後半では無理なく耳の後ろまで腕を上げられる方法を紹介しているので、そちらをご覧ください。

カラダの連動を感じよう！ 02

耳を超えられますか？

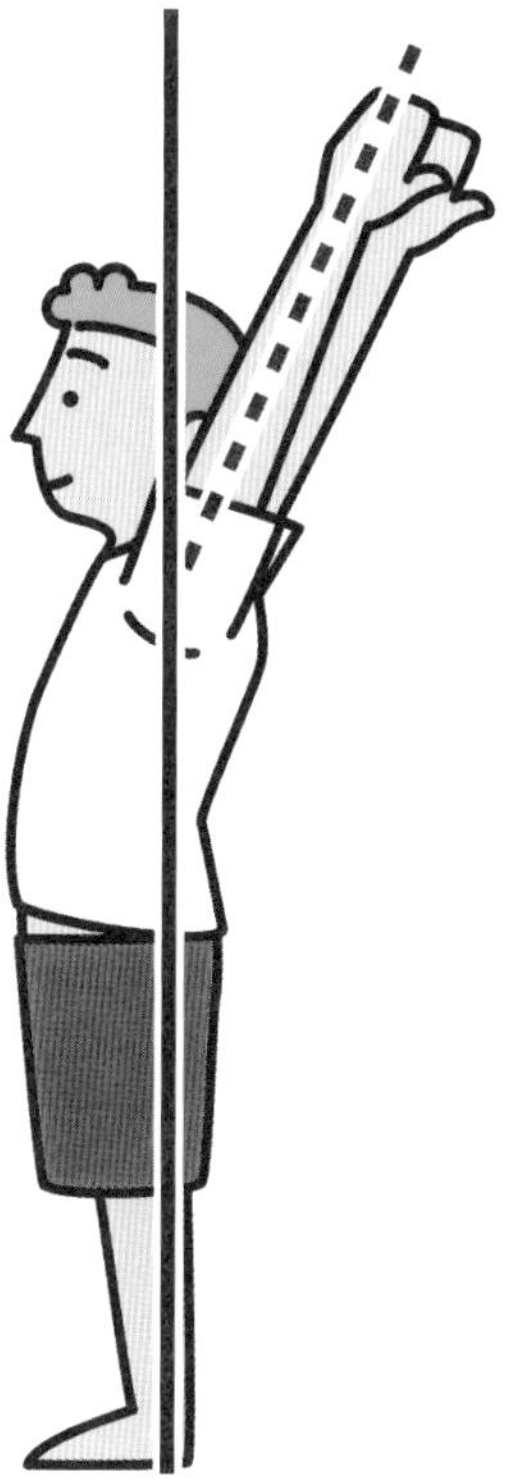

ここまで動かせた人は、肩甲骨と胸郭・肋骨を連動して動かせている人です！

無理に動かそうとしたり、伸ばそうとしたりする必要はありません。
むしろ、「いま動いていない場所」「伸びを感じない方向」を探してみてください。

そこに動きが変わるヒントがあります。

後屈に大事なのは〝しなる〟感覚

「くの字」はNG! 足指から頭までをつなげる

改めて、みなさんは「後屈」にどんなイメージを持っていますか?

おそらく多くの人は、**腰からカラダが後ろに「折れ曲がる」**姿を思い浮かべるのではないでしょうか。

まったくの間違いではないのですが、言葉は難しくて、解釈次第でまったく違うモノになってしまいます。

実際、後屈の「屈」の字には、「折れ曲がって伸びない」という意味があるので、真っ直ぐなものが「くの字」に曲ったイメージを持つのも当然です。

でもそれだと折れ曲がった部分に、局所的なストレスがかかってしまいます。

これを現実の人間に当てはめると、**背骨を後ろにくの字に折り曲げることになってしまい、背骨を構成する椎体《ついたい》を潰す方向に力がかかってしまい危険なのです。**

その結果、カラダに〝良いこと〟と思って行った後屈で、腰を痛めてしまうことになります。これは絶対にNGで、この本で目指す後屈とは全然違います。

ついやってしまいがちの

こんな後屈はNG!

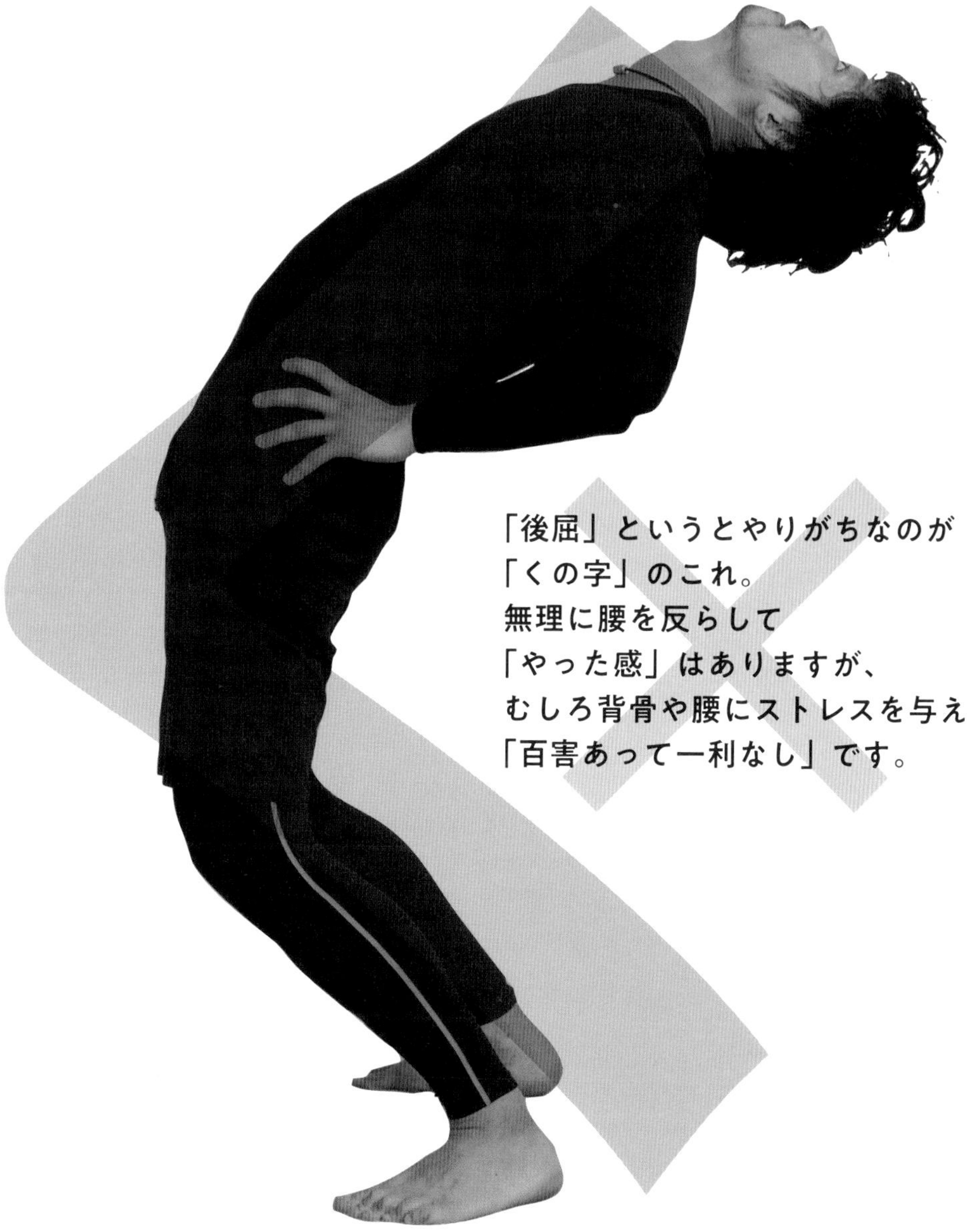

「後屈」というとやりがちなのが
「くの字」のこれ。
無理に腰を反らして
「やった感」はありますが、
むしろ背骨や腰にストレスを与えて、
「百害あって一利なし」です。

この本がイメージする後屈は、

「しなった」

イメージです。

ちょうど稲穂のように、根をしっかり地面に張り、天に向かって伸びていった結果、豊かに実った籾《もみ》の重さで自然に穂を垂れたときに生まれる、あのキレイな曲線です。

「くの字」の方は、台風などでポキンと途中で折れてしまった状態です。

これをカラダに置き換えて考えてみましょう。

折れ曲がった後屈は、背骨の一部を折り曲げる動きなので、その周辺の筋肉はカラダを守ろうと緊張（防御収縮）して、動作を制限しようとします。そこで無理に反らそうとすれば腰にいいわけがありません。

一方、しなるような後屈は足指から頭まで、背骨を含むカラダ全体がしなることによって行われるので、カラダのどこか一点に負担をかけることなく、力を保ったまま曲がることができます。ちょうど強い風に逆らうことなく、揺れながらもさらに枝を伸ばす木のように、しなやかで自由なカラダへと進化することができるのです。

目指すのは全身の“しなり”

GOOD! 理想の後屈

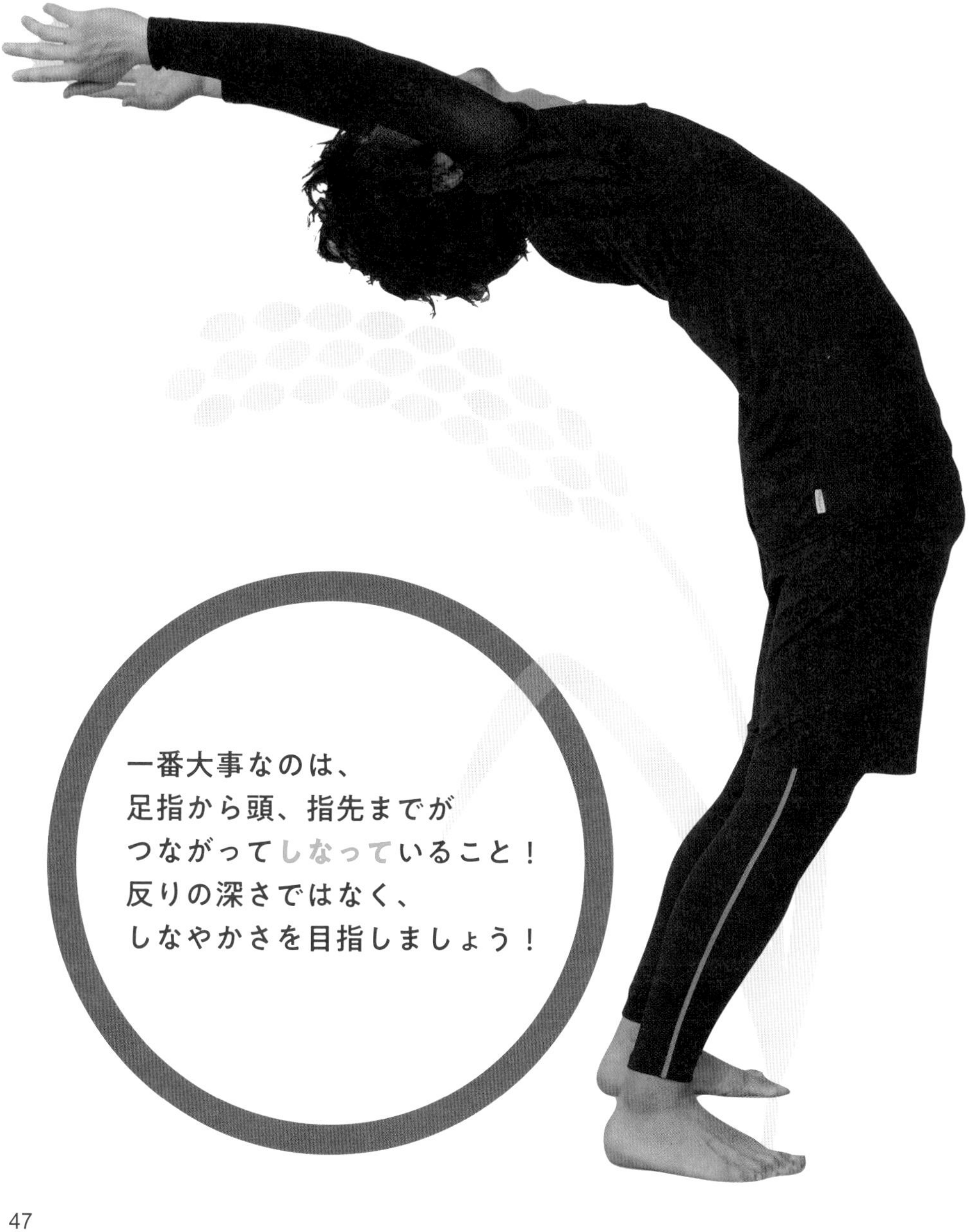

一番大事なのは、
足指から頭、指先までが
つながってしなっていること！
反りの深さではなく、
しなやかさを目指しましょう！

小脳をしゃっきり目覚めさせる！

カラダに〝しなり感〟を出す！

それでは後屈に「しなり感」を出すための下準備となるワークをご紹介しましょう。

みなさんは**「エロンゲーション（elongation）」**という言葉を聞いたことがあるでしょうか？　エロンゲーションは「伸張性」という意味で、上下に引き伸ばされているイメージです。

背伸びをするとカラダが「しゃきっ！」として気持ちいいですよね？　そのときの気持ちよさは、背伸びによってエロンゲーションしたことで生じたものです。

実はこのときカラダのなかでは、小脳の虫部《ちゅうぶ》というバランスを司っている部分に、背伸びによる刺激が入ったことで「しゃっきり！」した感覚が生まれているのです。

小脳は運動の協調性を担っていて、ここがしっかり働くことで、繊細なボディコントロールができます。特にカラダの中心を感じる「センタリング」の感覚は、背骨のコントロールにとても大事な要素です。

そこでここでは、この小脳を刺激して「センタリング感覚」を体感するワークを紹介します。

やることは、

ステップ① あぐらで座り、親指同士を結んだら上に手を伸ばす

ステップ② 真っ直ぐ天井に向かって1分間全力で伸びる

の2つだけです。

ワークの前後で歩いてみると効果がわかりやすいでしょう。

ワーク後の方が足取り軽く、カラダの中心を感じて歩くことができると思います。

“しなり感”のもと

小脳の仕組み

カリフラワーにも似た小さな小脳に、動きの秘密があります。

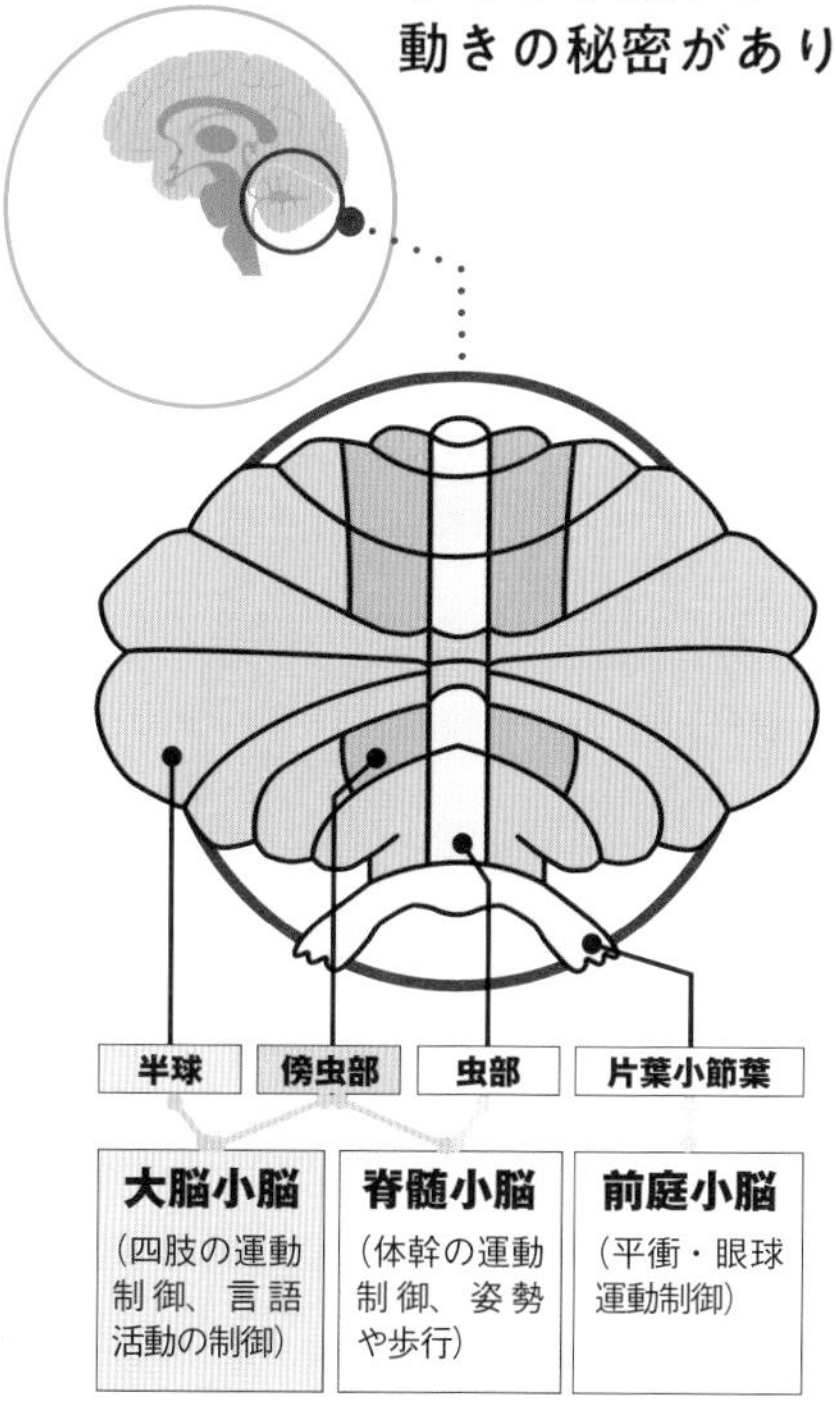

小脳は後頭部にあって、運動機能の調節や、バランス・眼球運動などの調節をしています。自然に話したり、細かい作業や姿勢を保って歩くなどは、この小脳の働きによるものです。また近年の研究では運動機能以外にも、知覚や感覚にも深く関係していることがわかっています。小脳は「前庭小脳」「脊髄小脳」「大脳小脳」の３種離に分類され、それぞれに役割が異なります。

【前庭小脳】

カラダの平衡感覚（バランス）と、眼球の運動を調節します。「原小脳」とも言われます。

【脊髄小脳】

体幹の運動を調節して、姿勢を保っています。「旧小脳」とも言われます。

【大脳小脳】

手足の運動機能と、言葉を調節しています。「新小脳」とも言われます。

GOOD

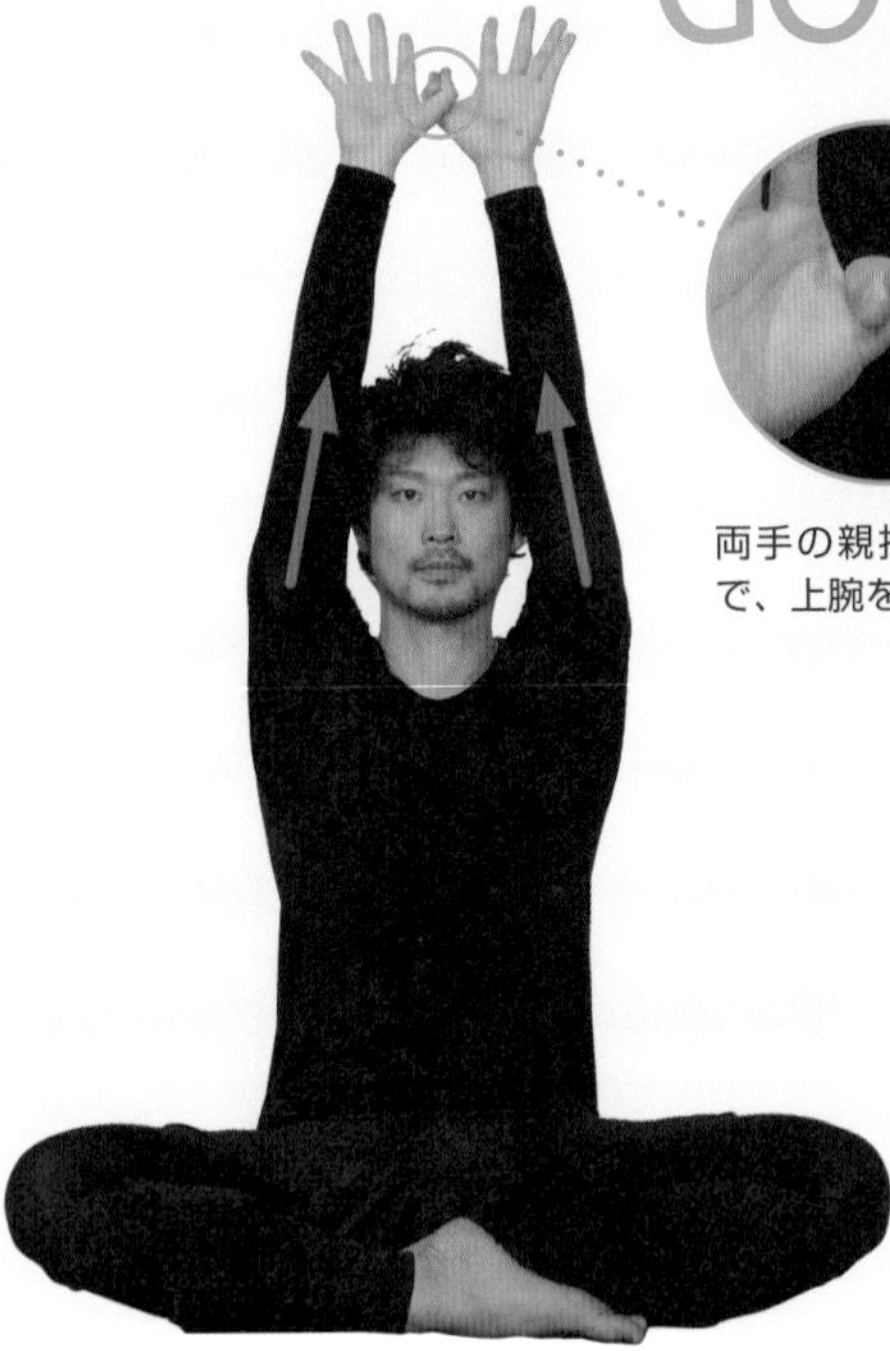

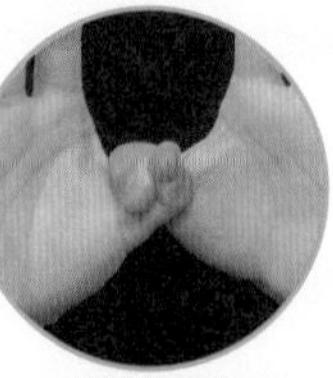

両手の親指を頭の上で組んで、上腕を上に伸ばします。

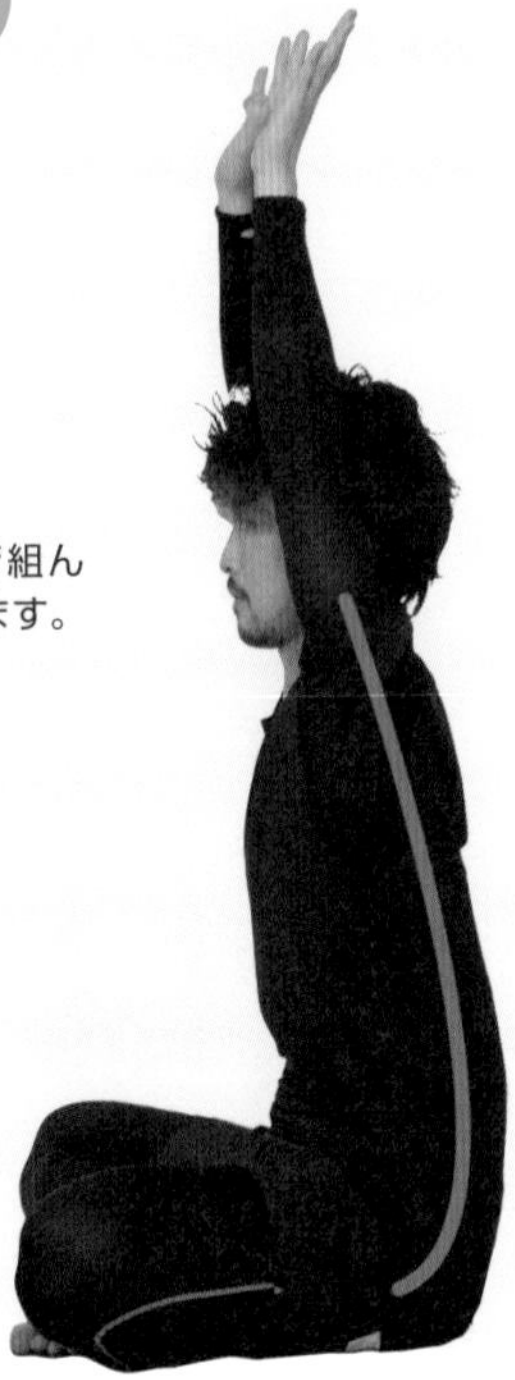

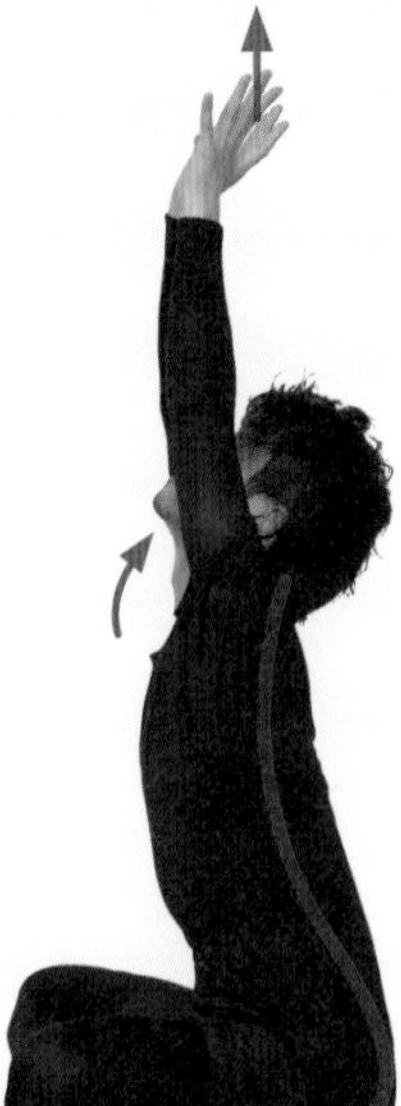

NG

無理に上に伸ばそうと、腰を反ったり、アゴを上げて首が詰まるのはNGです。

また指先をピンと張っているのも好ましくありません。この意識は、ヨガのアーサナ（ポーズ）をとる上でも重要な感覚です。

ここで2つ注意点があります。

1つ目は、背骨を反ろうとしないことです。

多くの人は上に手を伸ばす際、より遠くに手を伸ばそうとするあまり、背骨を反らしがちです。背中が反ると、アゴが上がって首が伸びるのを邪魔してしまいます。ですから、**背骨は真っ直ぐ立てた状態で行ってみてください。**

2つ目は、**指先を伸ばそうとせず、上腕（肩と肘の間）を伸ばす意識を持つことです。**指先を伸ばそうとすると、カラダは腕を引き戻そうという力が働きますので、指先はリラックスした状態で、二の腕を引き上げる意識で伸ばしてみましょう。

どうでしょう？　上にカラダを伸ばしているときはすぐに戻らず、伸び続けることを意識してください。実際にやってみるとなかなかの運動量で、じんわりと汗が出るかもしれませんね。

エロンゲーション（伸張）することでカラダの真ん中にある中心軸の感覚が明確になり、動きの正確さがアップします。

このワークは、後屈に限らず運動する前に必ずやってもらいたいもので、実際に私がアスリートの指導をするときには必ず行ってもらっています。

ぜひ「引き伸ばす」を意識的に行ってください。

column

「こんな腰痛の方は気をつけて！」

後屈動作は、多くの人が悩む姿勢の問題を解決できる優れた運動です。ただ現在進行形で腰を痛めている方のなかには、腰を反ること自体が難しいケースもあります。なかでも「脊柱管狭窄症」「腰椎分離症」の診断をされた方は注意が必要です。

正しい後屈は腰を伸ばして行うので、原則的には腰椎に負担をかけないのですが、慣れないうちはどうしても危険を伴いますので、まずは後屈を行うよりも、足指や股関節、胸椎、首などのワークを、腰を反らないように注意して行うことをおすすめします。

また腰に持病や怪我がある方は、必ず医師に確認を行ってから行ってください。

【脊柱管狭窄症】 60代以上の方に多く見られる症状です。脊柱のなかを通っている脊柱管を骨や椎間板、靭帯が圧迫する病気です。基本的に、腰を反る動作は禁忌ですが、股関節前面を伸ばすワークが症状に対し有効な場合が多いので、医師に相談の上、無理のない範囲でトライしてみてください。

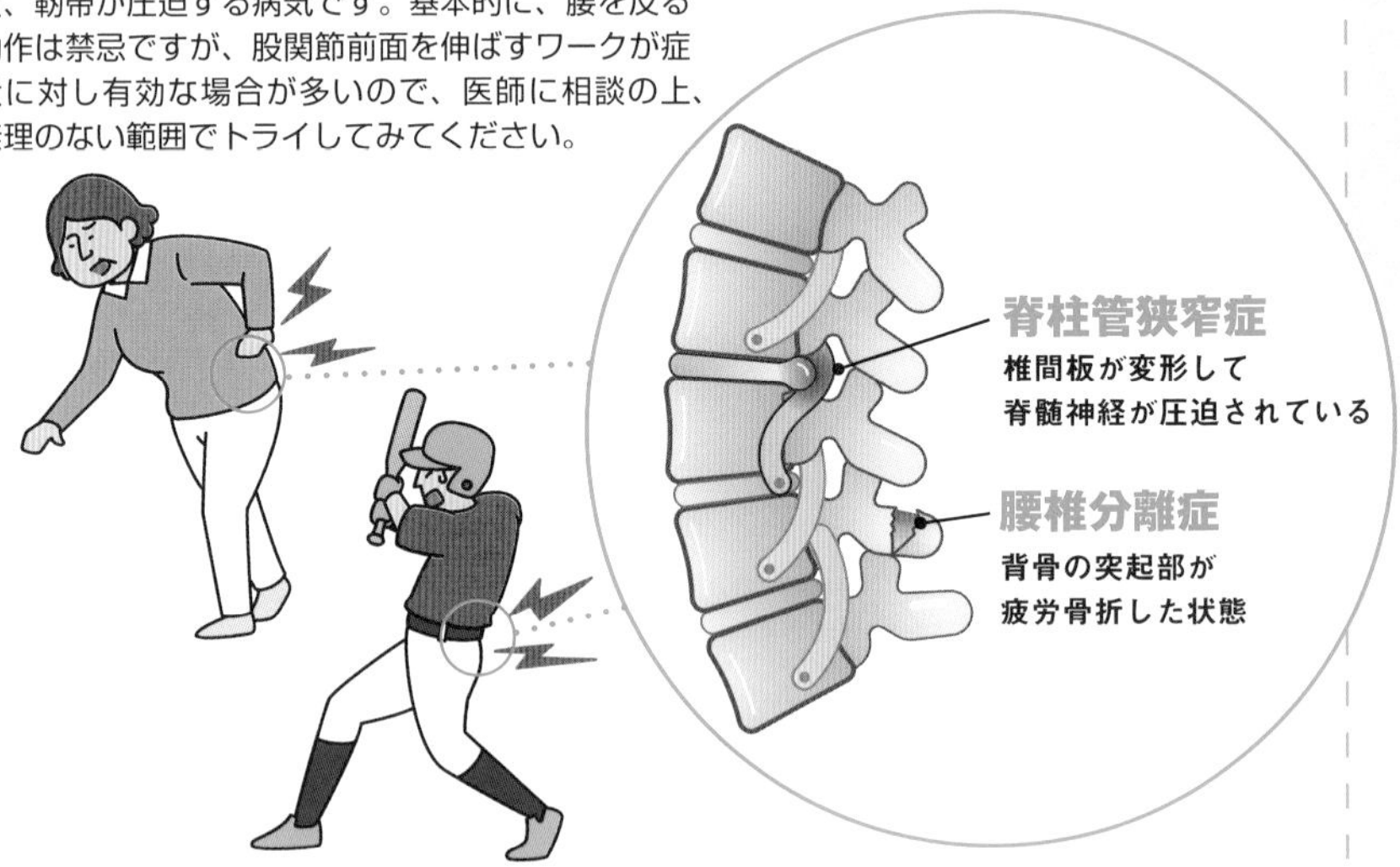

脊柱管狭窄症
椎間板が変形して
脊髄神経が圧迫されている
腰椎分離症
背骨の突起部が
疲労骨折した状態

【腰椎分離症】 腰椎に過剰な回旋・反るなどのストレスがかかることで背骨の突起部が疲労骨折している状態。スポーツをしている10代に多く、基本的には3ヶ月程度安静にしていれば自然治癒します。分離症と診断された場合は、基本的に運動を避けましょう。

PART.3

さあ、後屈をやってみよう！

いよいよ後屈の実践編です！
大事なことは正しく下からカラダをしならせること。
自分のペースでゆっくり行ってみてください。

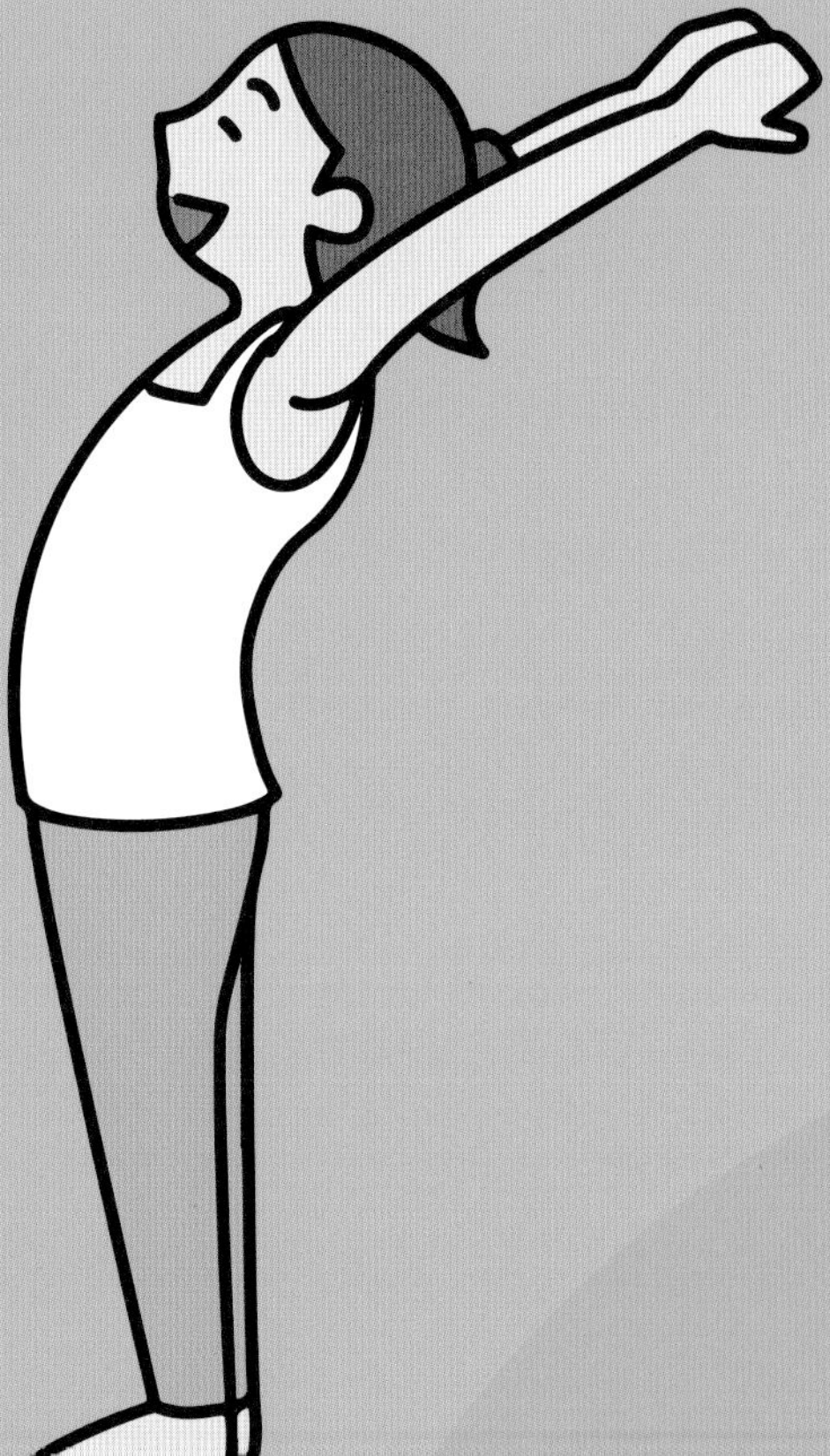

安全に後屈を行うためのルールを知ろう！

背骨を正しい順番で動かす

カラダを傷めずに正しく後屈するためには、守らなければいけないルールがいくつかあります。

なかでも一番重要なルールは、

「背骨を下から順番に動かすこと」

です。

背骨には、本来動く順序が存在します。

魚は泳ぐときに、まず尾びれを左右に動かします。その動きが波のように背骨を伝わり頭まで届くことで前に進みます。

もし魚が頭と尾びれを同時に動かして泳ごうとしたら、背骨の動きはぎこちなくなり、スムーズに前に進むことはできないでしょう。魚に限らず、やもりやトカゲなどの両生類も、尻尾や後ろ足を左右に振ることで進んでいます。

魚も人間も
背骨は下から動かす

四足歩行から進化した人間の背骨も、これは同じで「下から上に波及する動き」が正しい動きとなります。**このルールに従って動かないと、腰や首などの局所にストレスがかかり、関節や筋肉を痛める原因となります。**

ここで覚えておいてほしいのは、力が働いたところには、必ず2方向に力が伝わるということです。

後屈の場合は、股関節から動くことで、腰を起点に上方向と下方向のそれぞれに力が伝わっていきます。そして下方向の力は足から地面へと伝わり、床反力としてカラダを引き伸ばすサポートをしてくれます。また上方向の力は、背骨を構成する椎体を伝わり、筋肉と神経に刺激して、スッキリとした「リセット感」を生み出します。

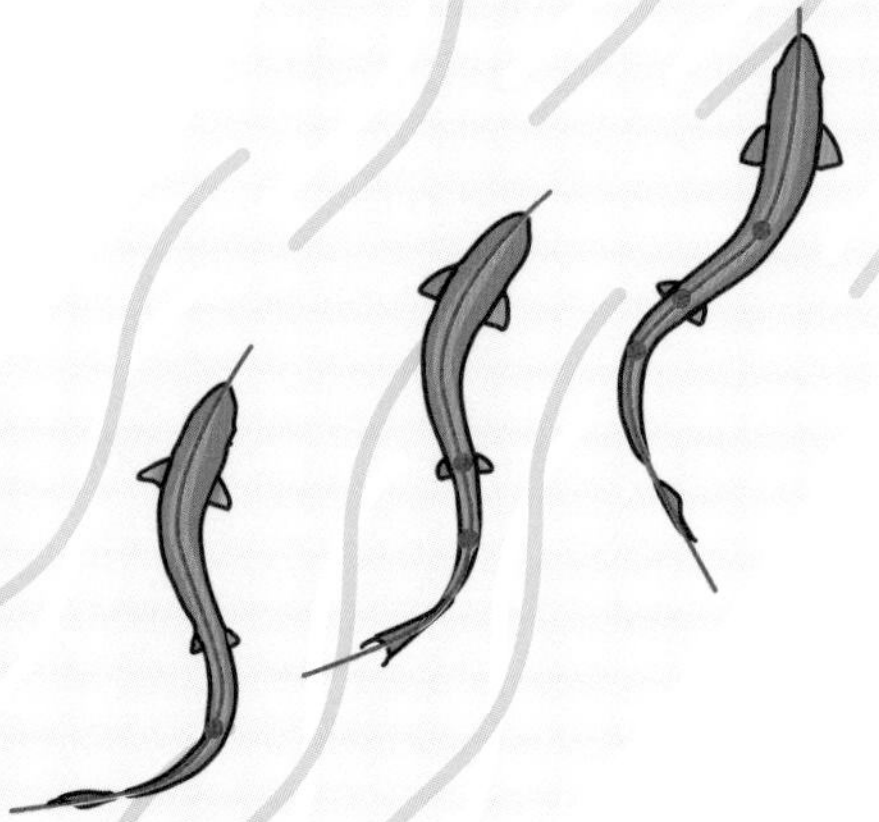

魚も人間も、動きの基本は「背骨を下から順番に動かすこと」です。神経の束が収まった背骨を、波が伝わるように動かすことで、カラダ全体が目覚めます。

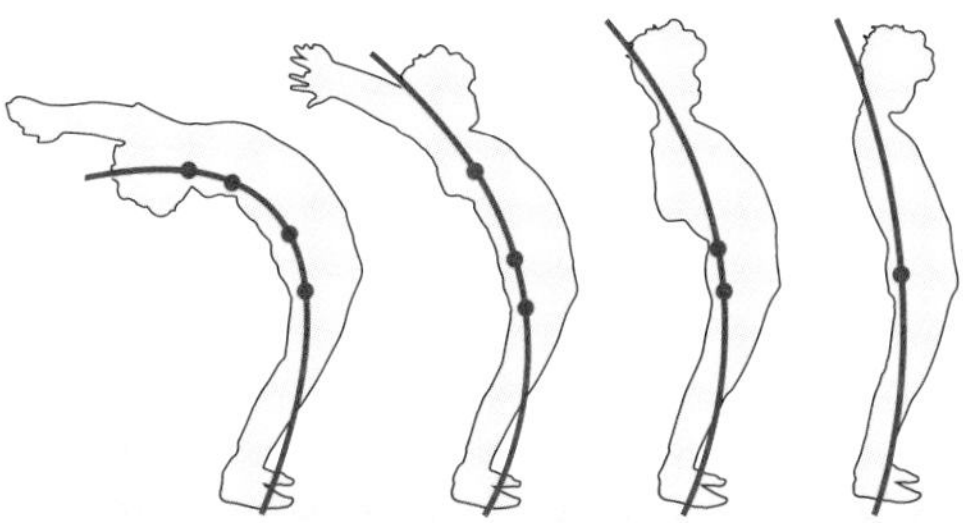

正しい後屈のために大事なこと

“胸”から“首”を動かす！

後屈でよくある間違いは動かす順番を間違えてしまうことです。

具体的には、**胸の胸椎を伸ばす前に、首の頚椎を伸ばしてしまいがちなのです。**

原因は、ほどんどの人は胸の胸椎を動かすことが苦手なことに加えて、「頭を倒して後ろ向きになる」という後屈のイメージが強いようです。

これでは股関節から生まれた上への力と、首が伸びて起きる下への力がぶつかることで、腰や胸にストレスが生まれて、カラダが「詰まった感じ」になります。

この動かす順番は、正しい後屈を身につける重要なポイントなので、寝た安全な状態で試してみることをおすすめします。

準備するものはバスタオルで大丈夫です。もしハーフストレッチポールがあれば最高です。少し固いものの方が、間違った順番と正しい順番のときに起きる違いがよくわかるからです。

NG

1

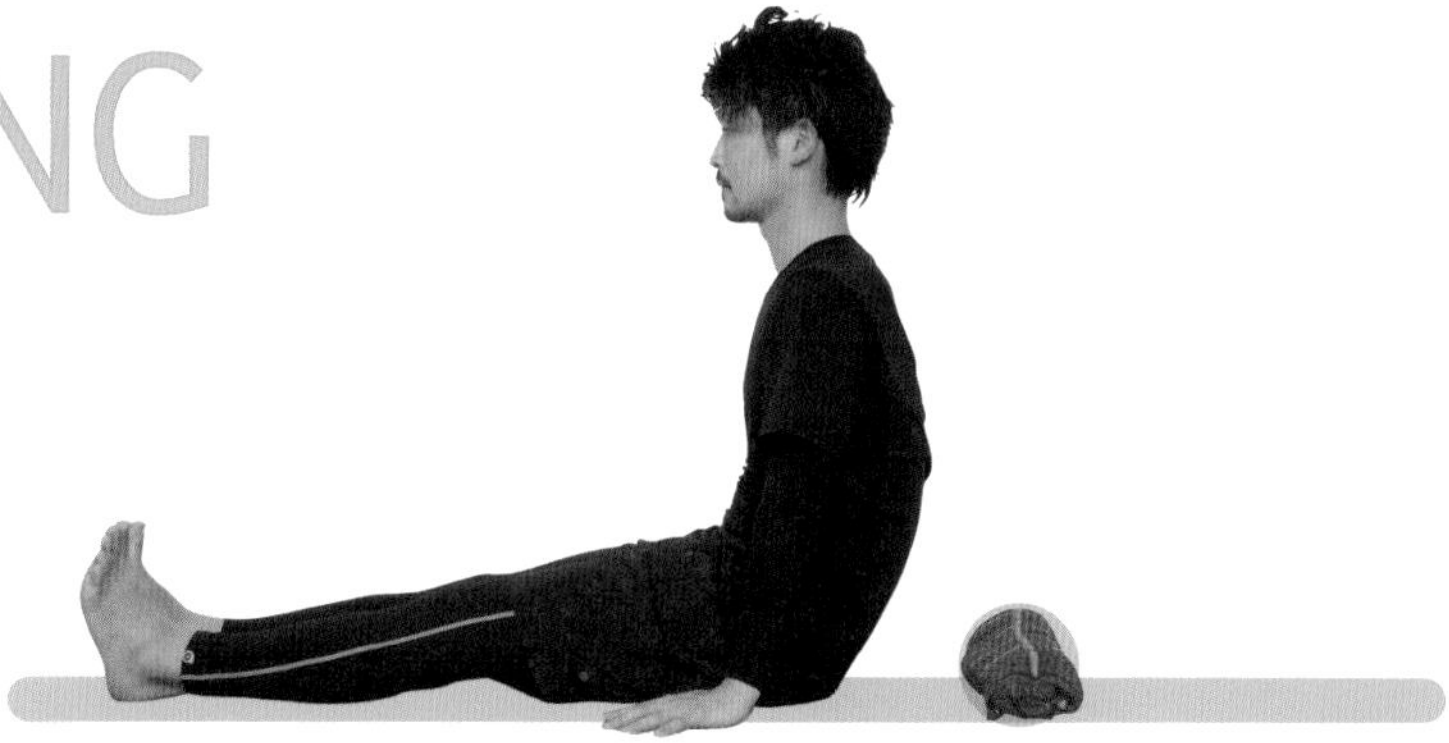

①床に用意した筒状のものを置き、背にした状態で座ります。

2

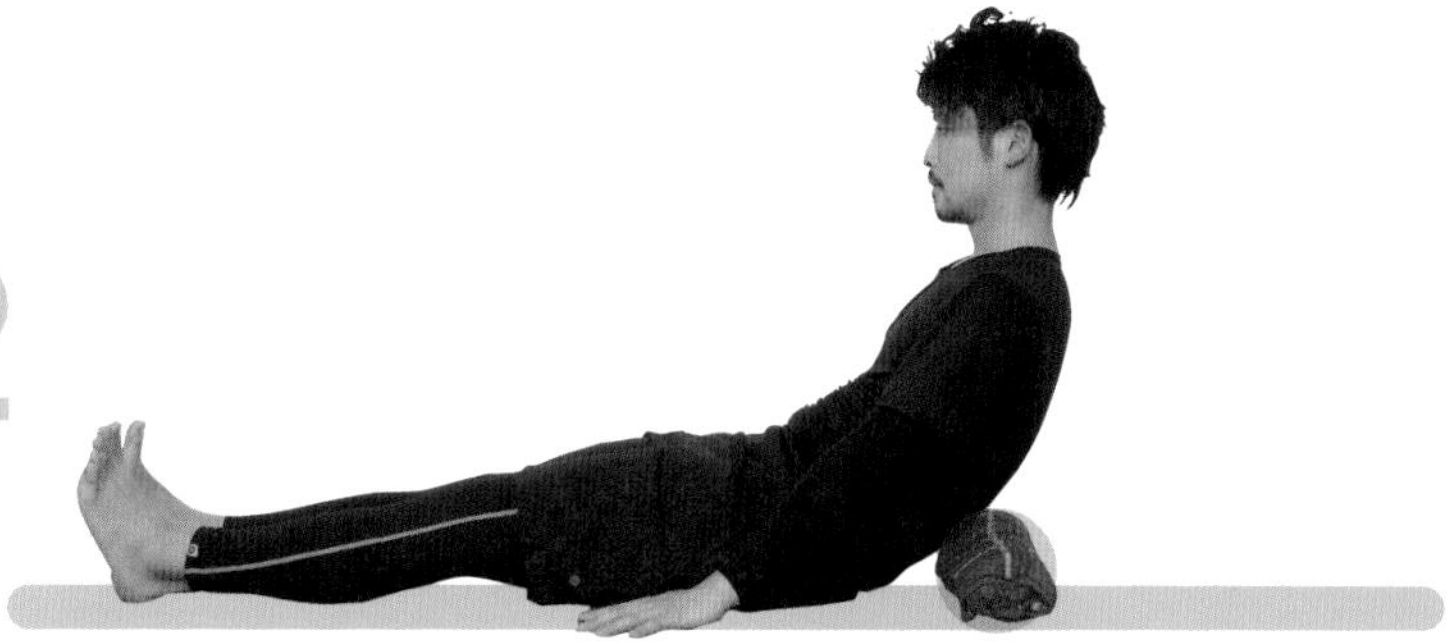

②次に肩甲骨の下（肩甲骨下角）より少し下に当たるように寝ていきます。

3

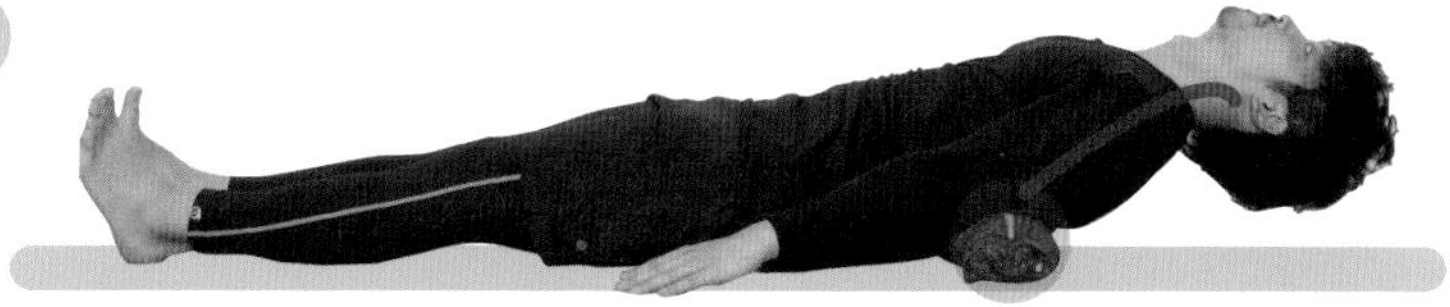

③胸が開かないと、この状態で首を反ってしまいます。

4

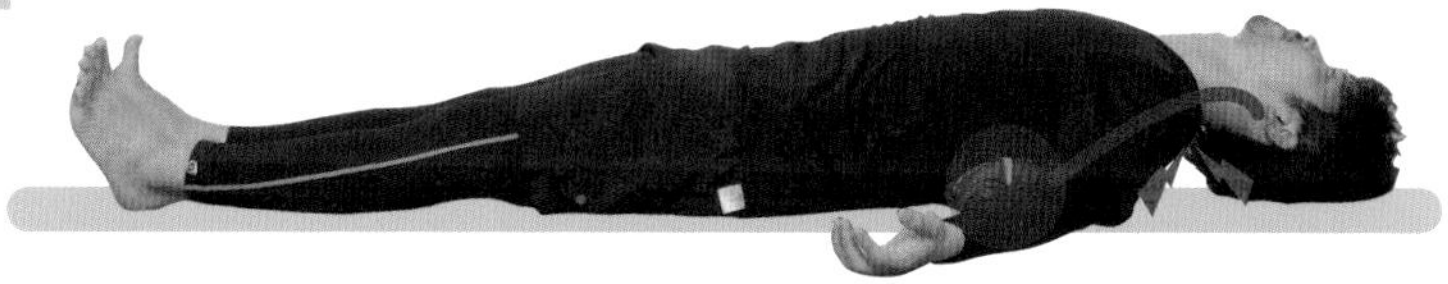

④その結果、頭を下ろすと後頭部（首の付け根）に圧迫感が生じ、首が苦しく、頭が重く感じます。

では、次に正しい動きで寝ていきましょう。

GOOD

1

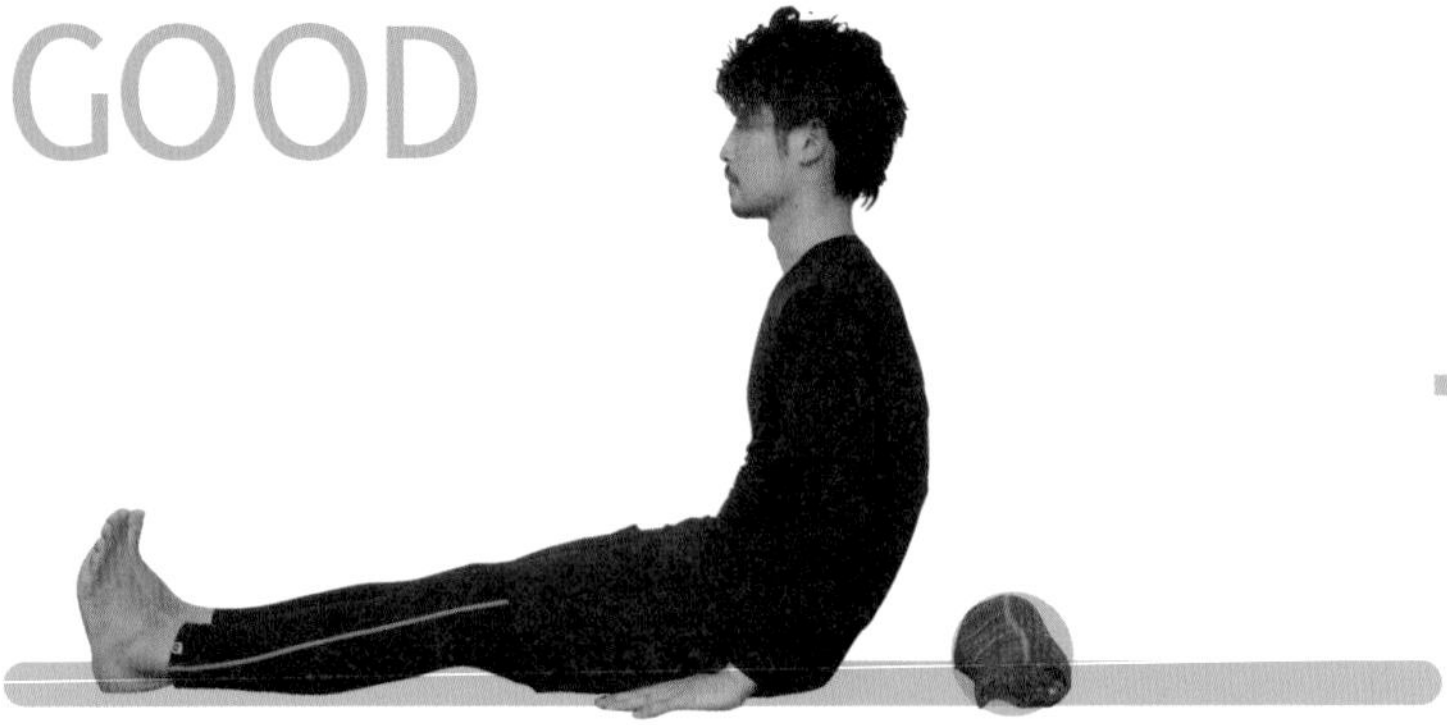

①前のページと同じく、床に用意した筒状のものを置き座ります。

2

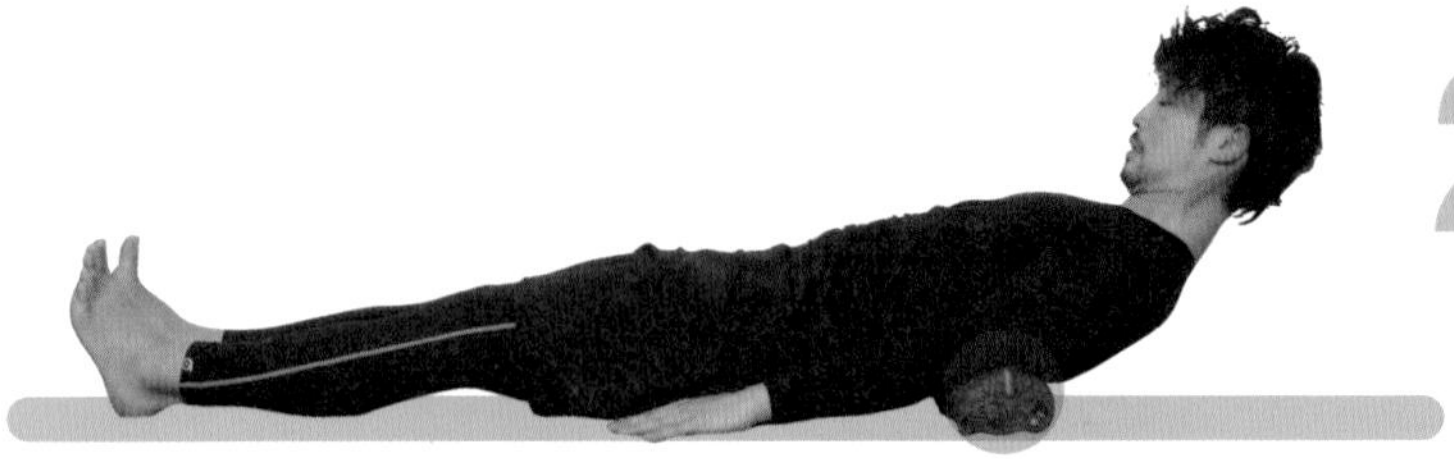

②同じように寝ていきますが、ここでアゴを引いたまま行います。

3

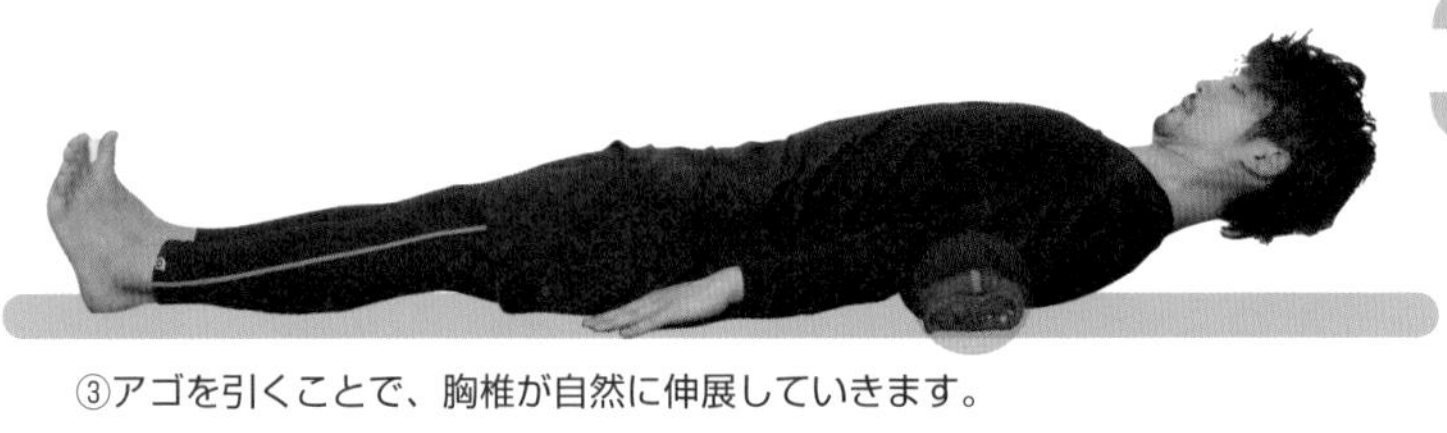

③アゴを引くことで、胸椎が自然に伸展していきます。

4

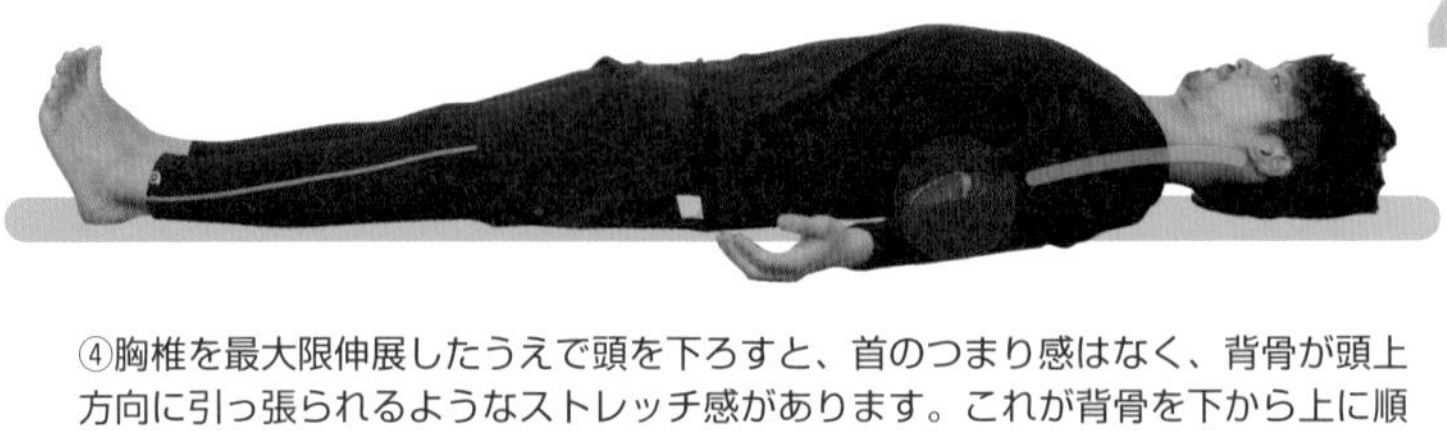

④胸椎を最大限伸展したうえで頭を下ろすと、首のつまり感はなく、背骨が頭上方向に引っ張られるようなストレッチ感があります。これが背骨を下から上に順序に動かしたことで起きる背骨のエロンゲーション（伸張）が生じている状態です。

この状態で１分ほど深く呼吸しながらキープしたら、頭の方から順に戻ってきましょう。筒状のものを取り除いた状態で仰向けに寝てみると、背中全体がベターっとついて肩周りがリラックスしているのを感じられるでしょう。

実際に試してみてどうでしょう？

正しい順序で行えると、カラダの柔軟性を引き出せ、さらに全体のバランスを整えるセラピーとしての効能も持ち合わせています。


この胸を開く動きはヨガのなかでもよく出てくる動きです。

エクササイズとして発展してきた現代のヨガは、運動としてとても効果的です。

ただ、なかにはアーサナ（ポーズ）の型を真似しようと頑張りすぎて、アーサナ本来の効能を得られず、逆にカラダを傷めてしまう人がいるのが気になるところです。

本来のヨガアーサナは、全てカラダをケアする意味合いも含まれています。

これは後屈も同じで、**よかれと思って頑張りすぎることが、かえって裏目に出てしまい、求めている効果から離れてしまうことがあるのです。**

ヨガのアーサナも後屈も、頑張りすぎずに行うことを忘れないでください。

ちなみに私が学んでいる古典ヨガでは、アーサナ本来のセラピーとしての効果効能を得る細かなポイントを指導しています。

ご興味ある方はぜひいらっしゃってください。

ワナカムヨガスクール
vysjapan.com

ポイントを守って安全で効果的な後屈へ

カラダを動かす6つのポイント

後屈の最も大事なルールは「背骨を下から順番に動かすこと」ですが、背骨の動きに関係して、カラダにも動かす順番があります。

それは、

①**足指**
②**股関節**
③**お腹**
④**胸椎**
⑤**腕**
⑥**頭**

の6つです。

正しい後屈を行うための

6つのポイント！

一つひとつを守って、丁寧に動かすことで、効果的な後屈になります。

それではこの6つのポイントをどのように使うのか、確認しながら実際に動いてみましょう。

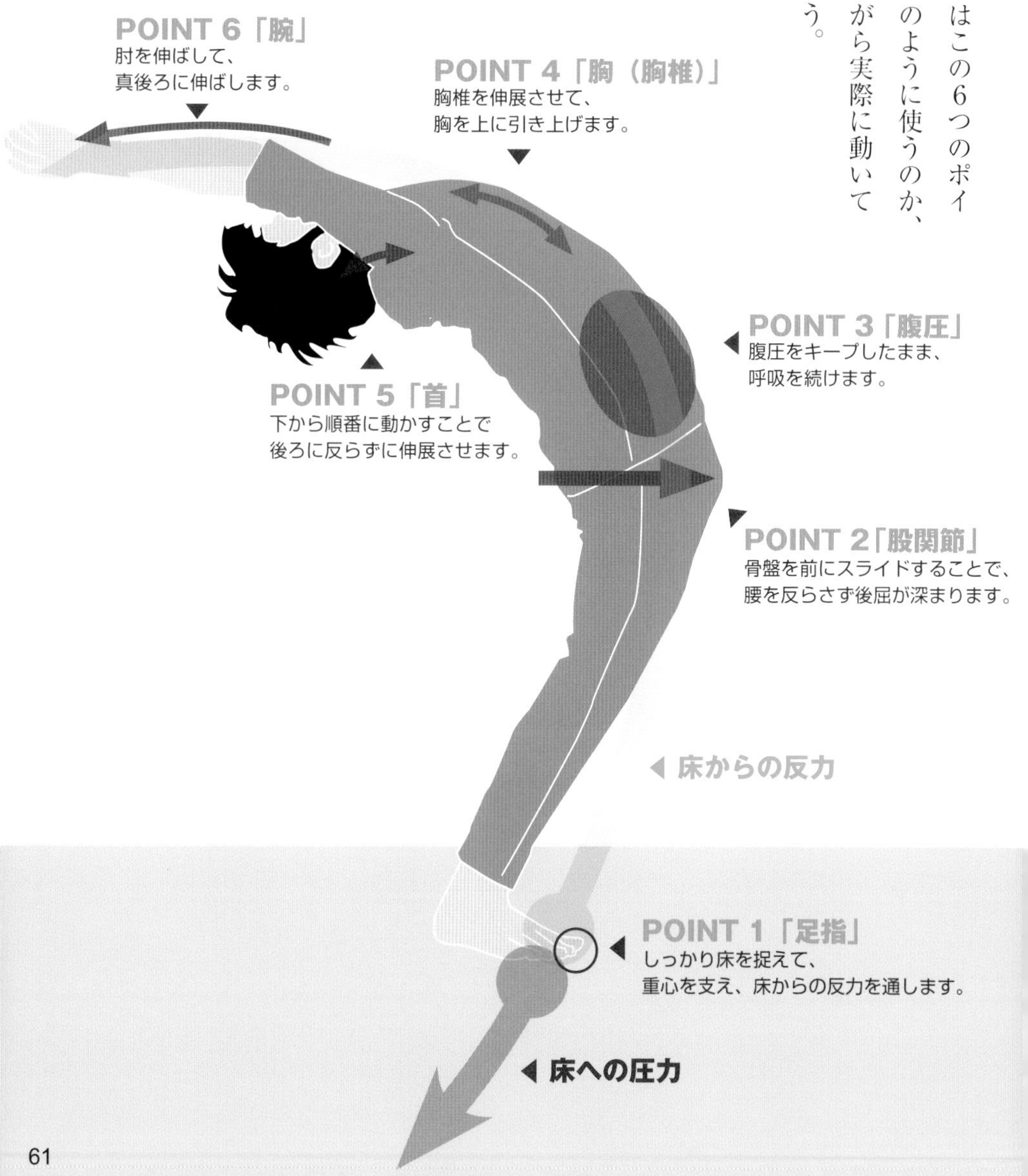

POINT 6「腕」
肘を伸ばして、
真後ろに伸ばします。
POINT 4「胸（胸椎）」
胸椎を伸展させて、
胸を上に引き上げます。
POINT 3「腹圧」
腹圧をキープしたまま、
呼吸を続けます。
POINT 5「首」
下から順番に動かすことで
後ろに反らずに伸展させます。
POINT 2「股関節」
骨盤を前にスライドすることで、
腰を反らさず後屈が深まります。
床からの反力
POINT 1「足指」
しっかり床を捉えて、
重心を支え、床からの反力を通します。
床への圧力

ステップ1 胸椎を動かす

まずは胸から！

まず最初は④胸椎です。

「あれ？①の足指からじゃないの？」

という声が聞こえてきそうですが、ここまで書いてきたように、**胸椎は一番動かしにくいパーツですので、怪我の予防のためにも一番最初にワークを紹介します。**

もし現在、腰痛に悩んでいる方や、そうでなくとも腰を反らすことに不安のある方は、まずこの胸椎のワークを1週間くらい練習してみてください。

ここで紹介しているワークだけでも十分に腰痛の改善が可能です。

さて胸椎です。

なぜ胸椎は動かしづらいのか？　その理由は背骨の構造にあります。

背骨を横から見ると、首と腰の部分は前（生理的前弯《せいりてきぜんわん》）に、胸は後ろに反っている（生理的後弯《せいりてきこうわん》）ことがわかります（33ページ参照）。

後屈の動作は大きく後ろに反る動作ですので、全身が伸びて後ろに曲がることになります。このとき普段逆に反っている胸椎は、他の部分に比べて動ける範囲が狭く、反りにくい構造となっています。

また、胸椎には大切な心臓や肺を守るように肋骨がついているため、カラダのパーツのなかでも動きの制限が強い関節です。これが胸椎を動かしづらい理由です。

その反面、胸椎がスムーズに動くことは、首の頚椎、腰の腰椎の動きが引き出される重要なポイントで、**質の高い後屈になるかどうかは胸椎の動きにかかっていると言えるのです！**

ところが多くの人は、デスクワークなどで背中を丸め、普段の生活で胸を反ることはないので、もともと動かしづらい胸をさらに固めているため、動かす感覚自体が抜けていきます。

理由は、人間の脳は道路と同じで、使わないルートはどんどん寂れていき、交通量の多いルートを強化する仕組みだからです。

そのためいざ「胸を動かそう」としても動かず、代わりに腰と首を反ってしまうのです。その結果、腰と首を無理に反らしてしまい痛めてしまうわけです。

それでは胸椎を動かすワークから始めましょう！

脇は開かない！

胸椎のワークで大事なのは脇を開かないことです。脇を開いて行うと、左右の肩甲骨が寄ってしまい、胸椎が動かなくなり、代わりに首を反ってしまうからです。

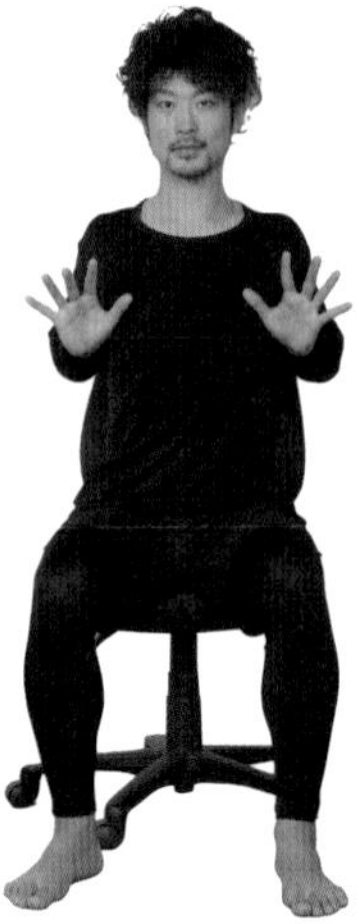

NG

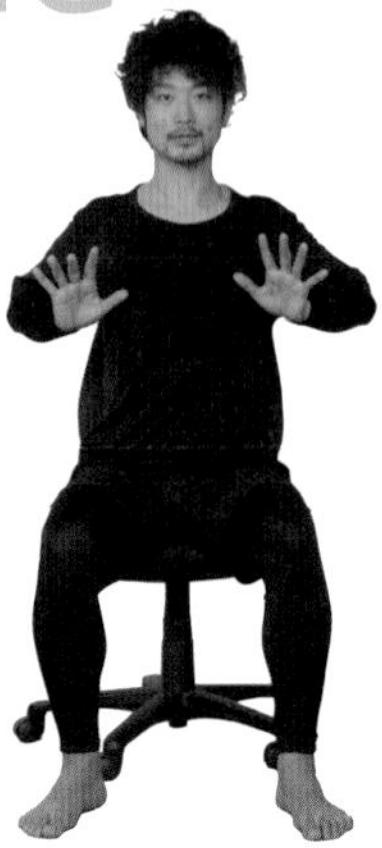

3

肘を引くことで胸が上に開きます。

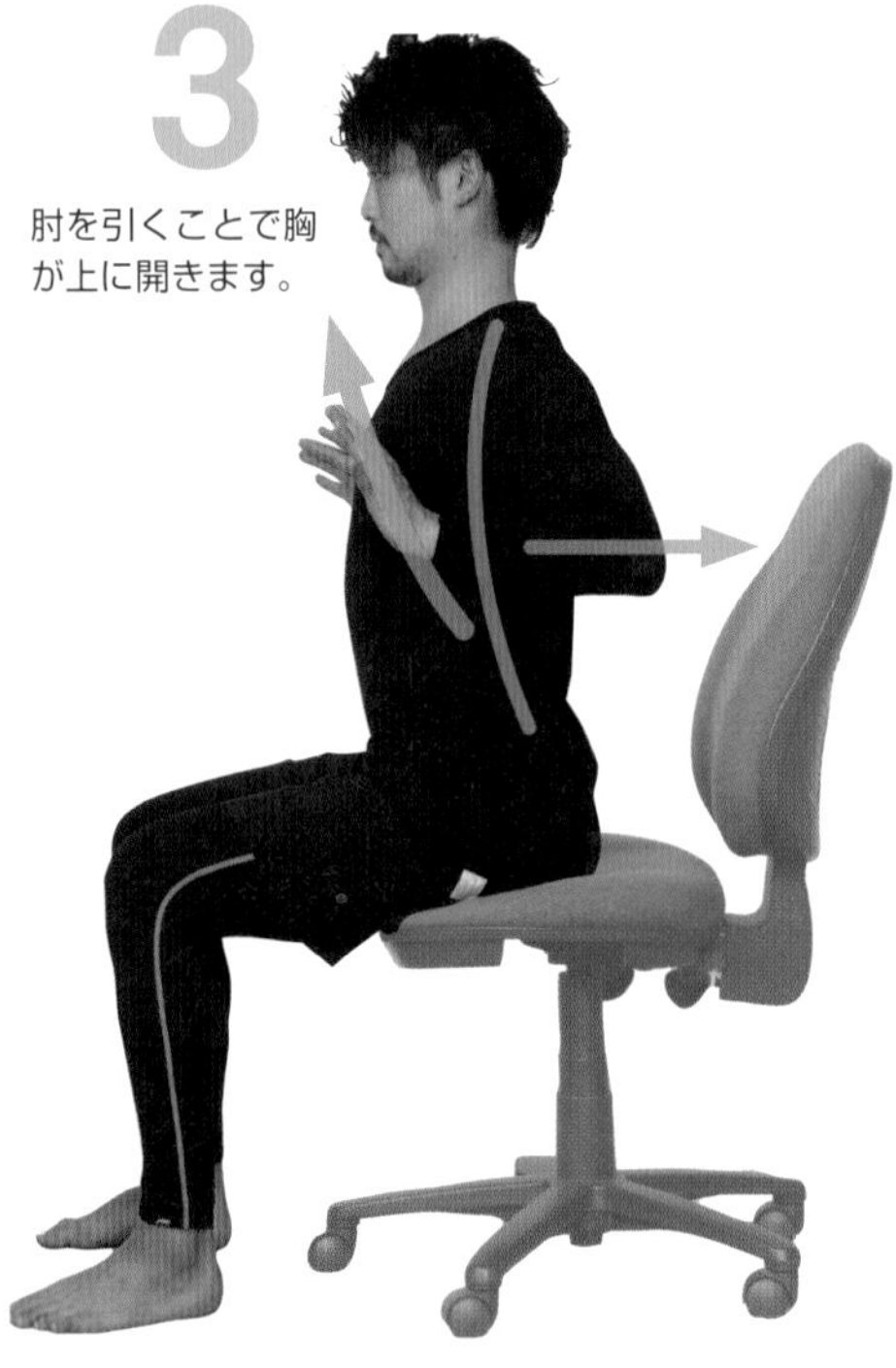

NG

胸椎が動かず、代わりに頚椎を反っています。

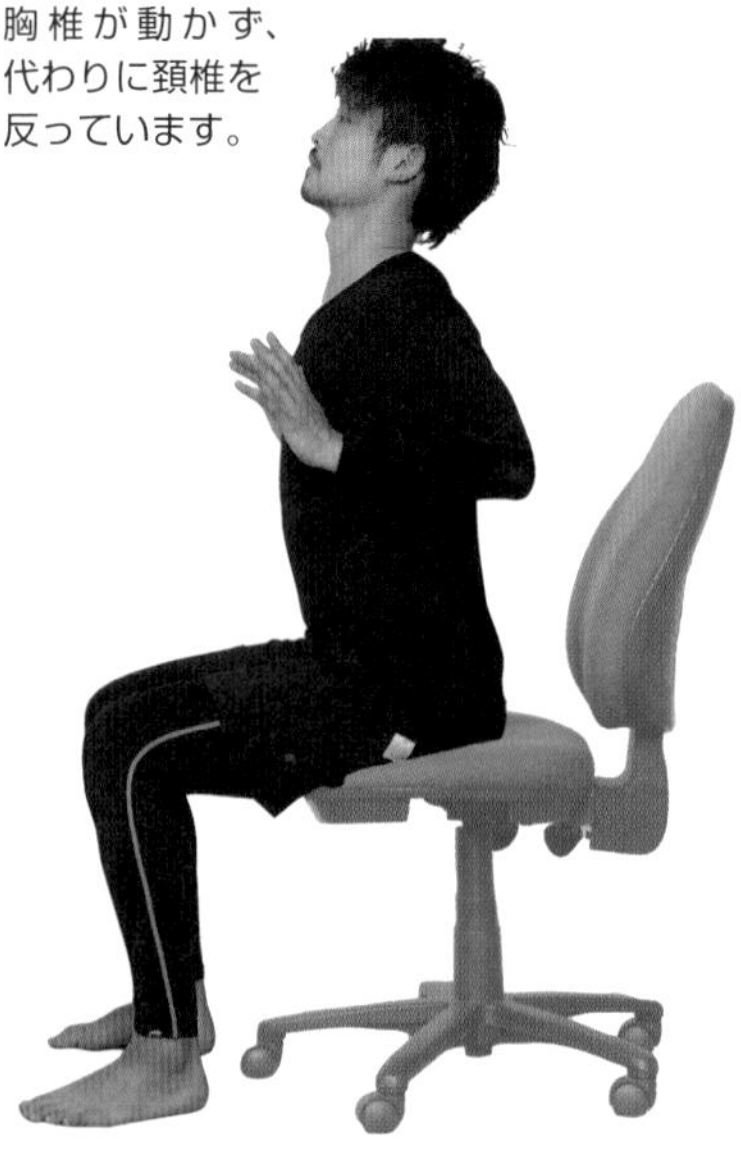

胸椎を動かすワーク

「胸襟《きょうきん》を開いて話そう」という言葉がありますが、
実はそれほど胸・胸椎を伸展させるのは難しいもの。
ここではそんな胸をスムーズに開くワークを紹介します。

1 椅子に浅く腰掛けた状態からはじめます。
2 脇を閉じた状態で両手の平を胸のラインに揃えます。
3 アゴは引いたまま、肘を後ろに引く力を利用して胸を前上方へ突き上げていきます。腰は自然に反ってきますが、意識的には反らずに、肩甲骨の下のラインから胸を伸展させる意識で、3呼吸キープします。

Check

・3 を行うときには、膝を完全に伸ばしましょう。
・胸椎を伸展できない代わりに、首を反ってしまわないように注意しましょう。
・左右の肩甲骨を寄せないように気をつけましょう（94ページ参照）。

1

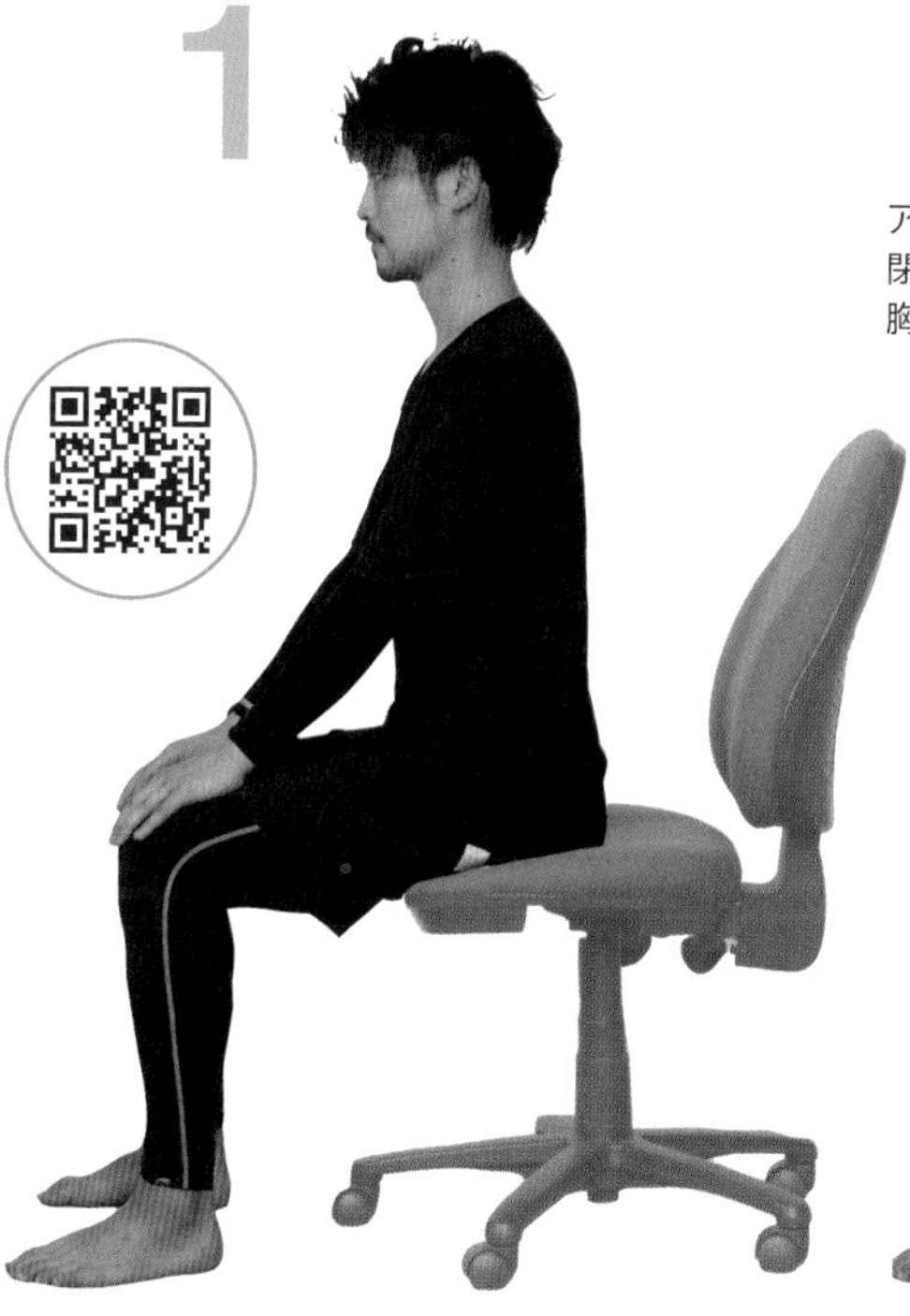

2

アゴは引き、脇を
閉じて、手の平を
胸のラインに。

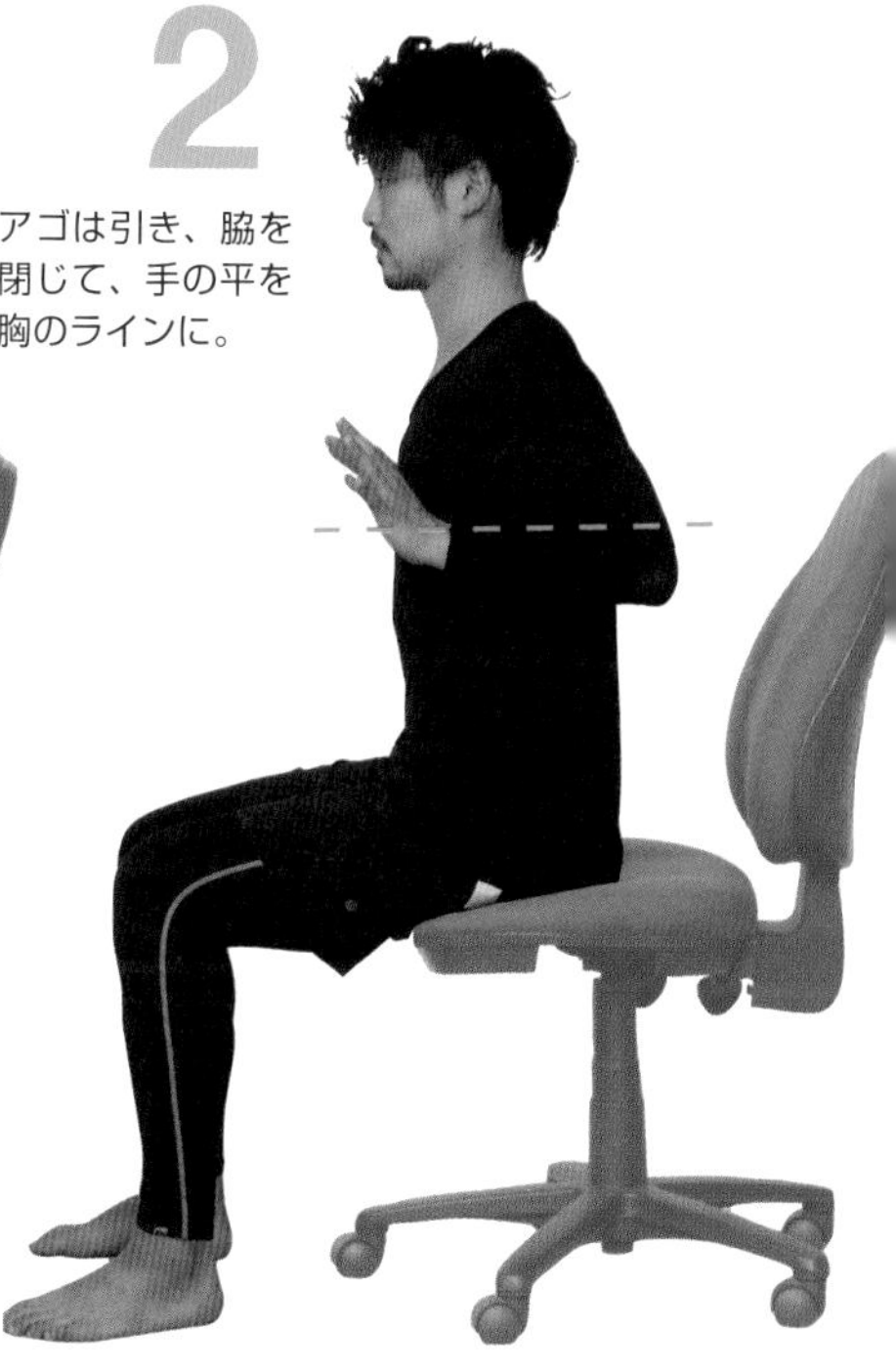

地面の反力をカラダに伝える〝入り口〟

ステップ2 足指を使う

普段はほとんど意識することはないのですが、**私たちは歩くときに地面を踏むことで生まれる「反力」を利用しています。**

ニュースなどで国際宇宙ステーションで活躍する宇宙飛行士の様子を見ると、彼らはステーション内の壁を押すことで生まれる「反力」を利用して進んでいますね。私たちも同じことを地球の重力の下で行っているわけです。

よりスムーズに動くためには、この「反力」を無駄なく使うことが理想になります。

ここで大事になるのが足指です。

地面をしっかりキャッチして「反力」をカラダに伝えるための入り口であり、力の通り道になるのが足指だからです。さらに、二本の足で歩くという不安定な動作のなかで、骨盤とその上にある背骨を安定させるためには、足指がしっかり働いてくれることがとても大事なのです。

ところが最近では、「浮き指」といって、足指が地面に接していない状態の人が多く

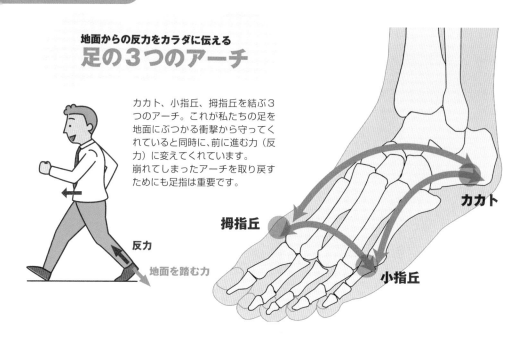

地面からの反力をカラダに伝える
足の3つのアーチ

カカト、小指丘、拇指丘を結ぶ3つのアーチ。これが私たちの足を地面にぶつかる衝撃から守ってくれていると同時に、前に進む力（反力）に変えてくれています。
崩れてしまったアーチを取り戻すためにも足指は重要です。

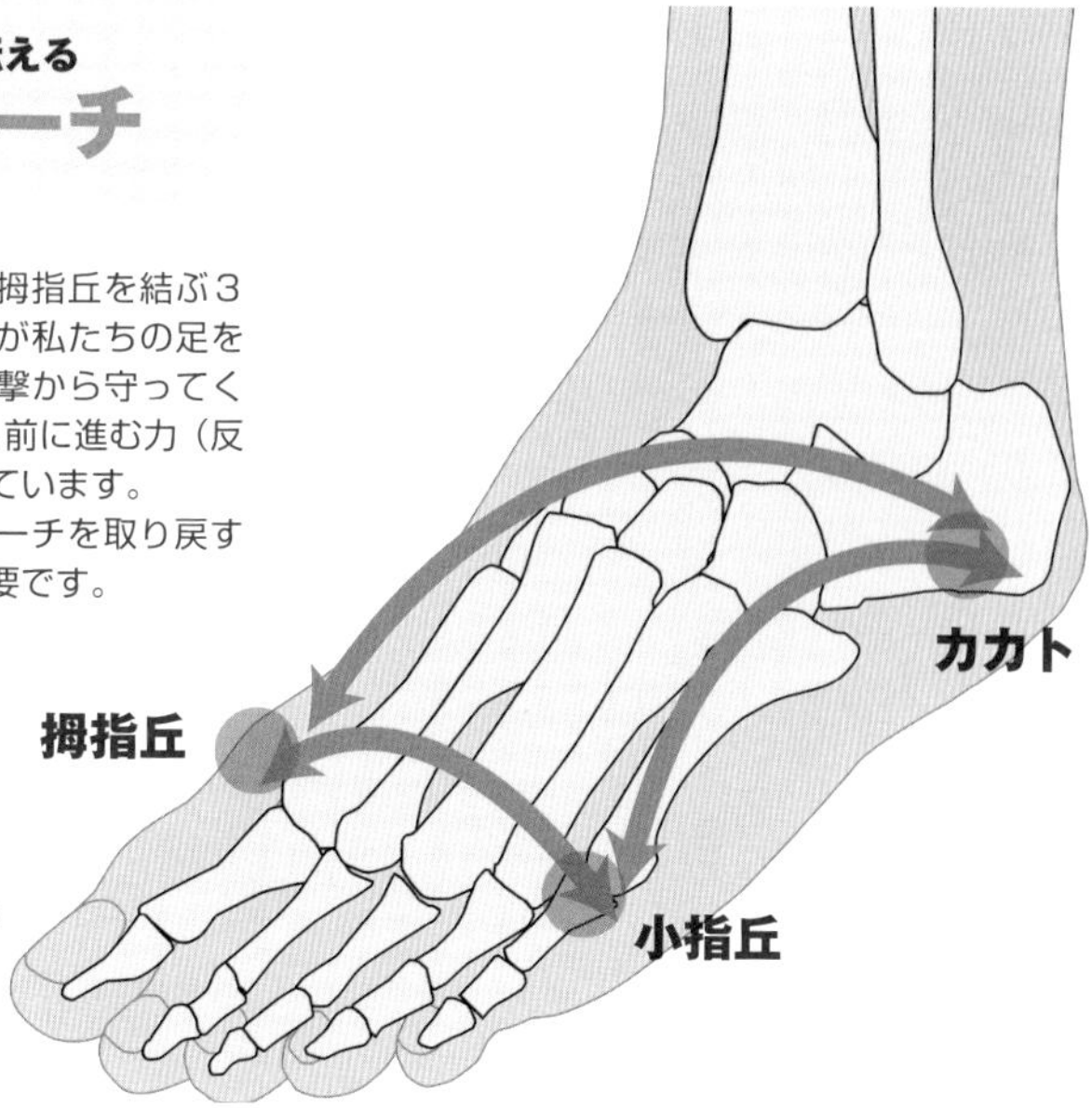

なっています。これではしっかり地面を踏むことができず、スムーズに歩くことはもちろん、骨盤や背骨も不安定になってしまいます。

足指のトラブルは「浮き指」以外にも、「外反母趾」「巻き爪」など色々ありますが、大きな原因に、足のアーチが崩れていることにあります。**私たちの足はカカト、小指丘《しょうしきゅう》（小指の付け根）、拇指丘《ぼしきゅう》（親指の付け根）を結ぶ3つのアーチで、地面を踏む・蹴るときに生まれる衝撃を和らげています。**

このアーチは年齢以外にも長時間クッション性の高い靴や、サイズの合っていない靴を履き続けることで崩れ、「浮き指」はもちろん、土踏まずのない「扁平足」や「足底筋炎症」などを引き起こし、カラダ全体の崩れの原因となります。

この足指は後屈でも重要です。

なかでも親指は、下方向に伸びるエロンゲーションのためにはとても大事で、親指がしっかり働いてくれないと内ももに力が入りません。その結果、腹圧も入らず、カラダに軸がつくれないため〝しなり〟のある後屈にならないのです。

特に後屈をするときには骨盤が前にスライドしてくるので、重心が足裏の前側にきます。ここで**足指がしっかり働くことで後屈の土台になってくれるのです。**

覚えておいてほしいのは、上に伸びるためには、まず「しっかり床に圧をかけなければならない」ということです。**下に圧をかけ続ける結果、床からの反力でカラダが伸びて、結果として後屈になるのです。**そしてその圧を床に伝える要が足指なのです。

足指の重要性について説明したところで、次は多くの人が眠らせている足指を使えるようになるワークをご紹介します。

ここでお伝えするワークは、足指を活性化させると同時に、正しい後屈を身につけるための練習です。また、血流を全身に行き渡らせる「第二の心臓」とも呼ばれる、ふくらはぎの活性化にも非常に効果的なワークですので、デスクワークで座りっぱなしの方にはおすすめです。

腰を反らず、骨盤を前にスライド！
足指をしっかり働かせる！

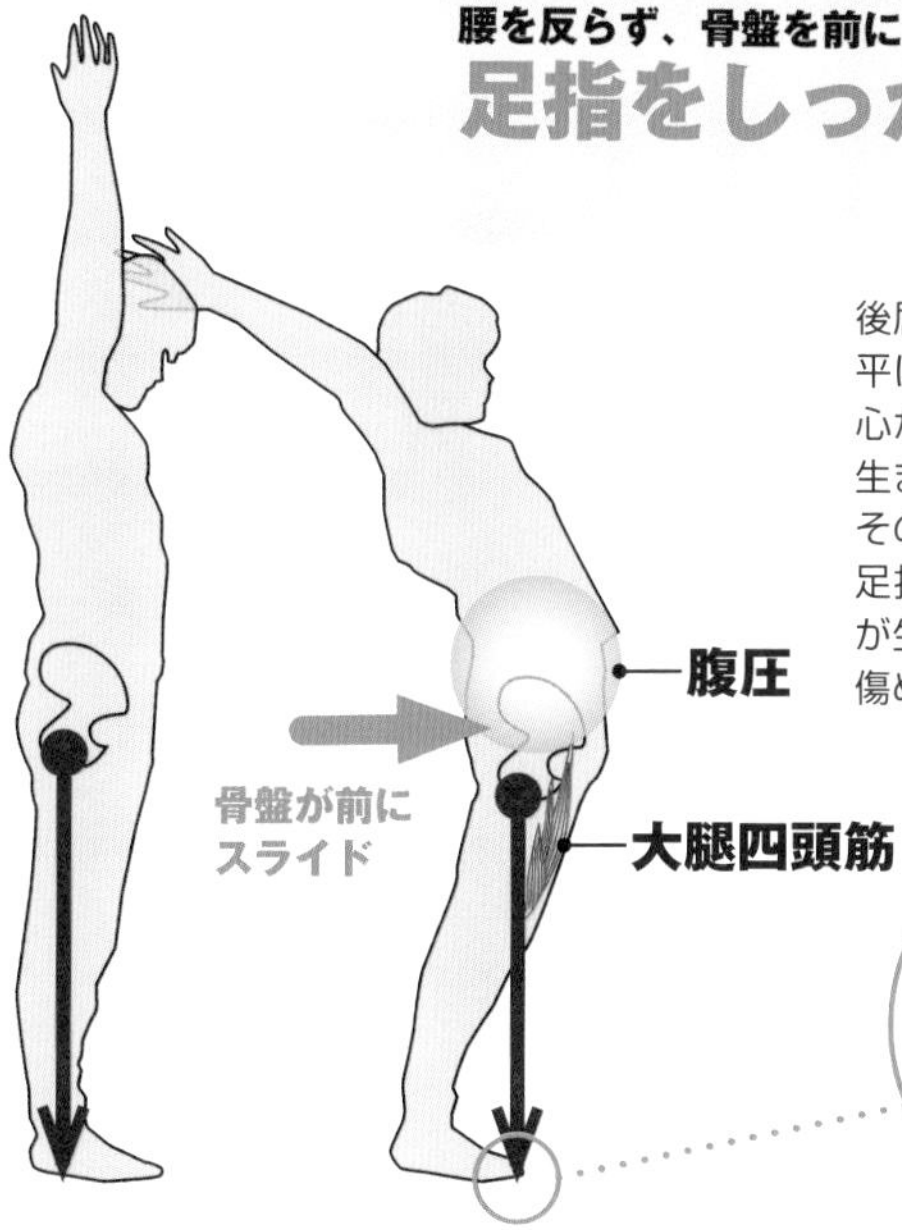

後屈で大事なのは腰を反ることではなく、骨盤が「水平に前にスライドする」ことです。これによって重心が前に移動して、床にしっかり圧がかかり反力が生まれます。
そのためには、足指がしっかり働くことが重要です。足指が働くことで下への伸び（エロンゲーション）が生まれ、内ももに力が入り、腹圧が高まり背骨を傷めず、カラダを支えてくれるのです。

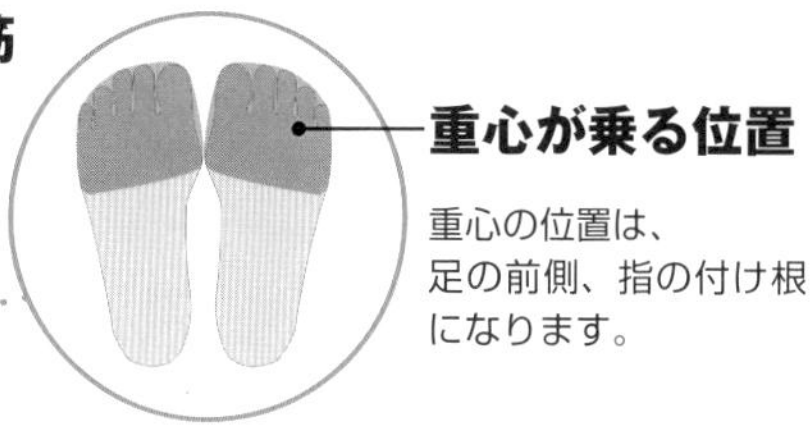

重心の位置は、
足の前側、指の付け根
になります。

また**ワークを行うときは、膝を曲げないように注意してください。**膝を曲げてしまうと、股関節が伸展せず、代わりに腰を強く反ってしまいます。これは正しい後屈を知らない人が一番やってしまう間違いで、後屈で腰を痛める人のほとんどは、股関節の伸展不足が原因です。それを無視して勢いで反ろうとして腰を痛めてしまうのです。

これを防ぐためにはまず、足指がしっかり働き、膝を伸ばして行うことで股関節が連動して骨盤を動くことがとても大事なのです。

膝を伸ばした状態で股関節を前に出していくと、ももの筋肉に力が入っているのを感じることができると思います。

このももの筋肉（大腿四頭筋《だいたいしとうきん》）に力が入って収縮することで、骨盤が前傾しすぎて、背骨に負担をかけることを防いでくれるのです。

それでは実際にやってみましょう！

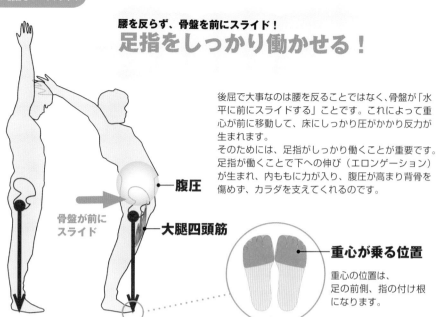

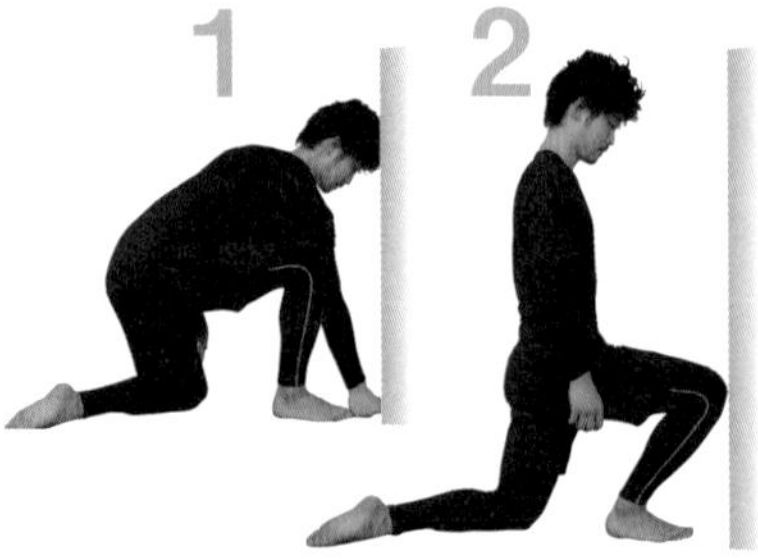

ふくらはぎの柔軟性は距骨から！

足指とともに重要なのはふくらはぎの柔軟性！そこでここでは簡単なチェック法を紹介しておきます。

①壁に対して握りこぶしひとつ分の隙間を開けて立ってからしゃがみます。
②膝が壁につけば OK です。

つかない場合はふくらはぎが固くなっているので、足首の骨「距骨（きょこつ）」を調節することをおすすめします。方法は簡単で、

①足に体重のかかった状態で、足首の L 字ラインにある骨（距骨）を挟むように掴みます。
②距骨を掴んだ状態で、前後左右に 5 回ずつ体重移動します。

これだけです。ちゃんとできていれば足首が柔らかくなり、ふくらはぎの柔軟性もアップします！

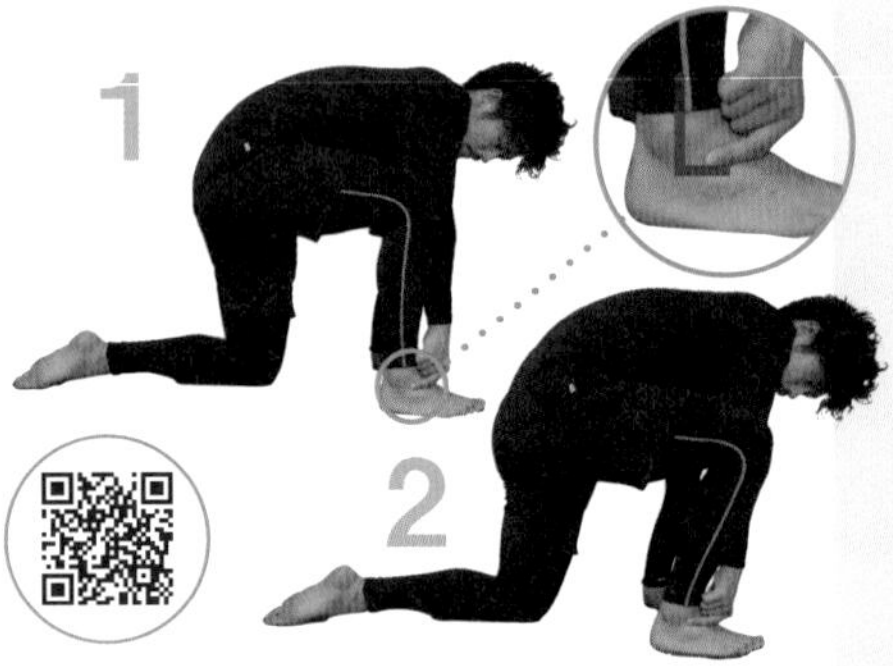

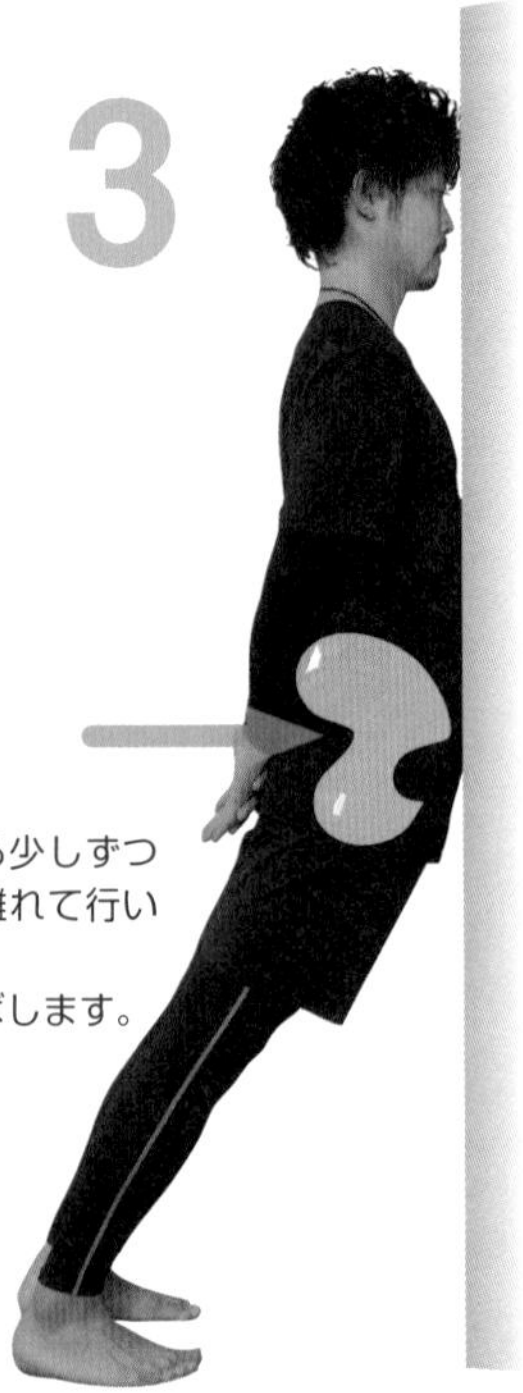

慣れたら少しずつ
壁から離れて行います。
膝は伸ばします。

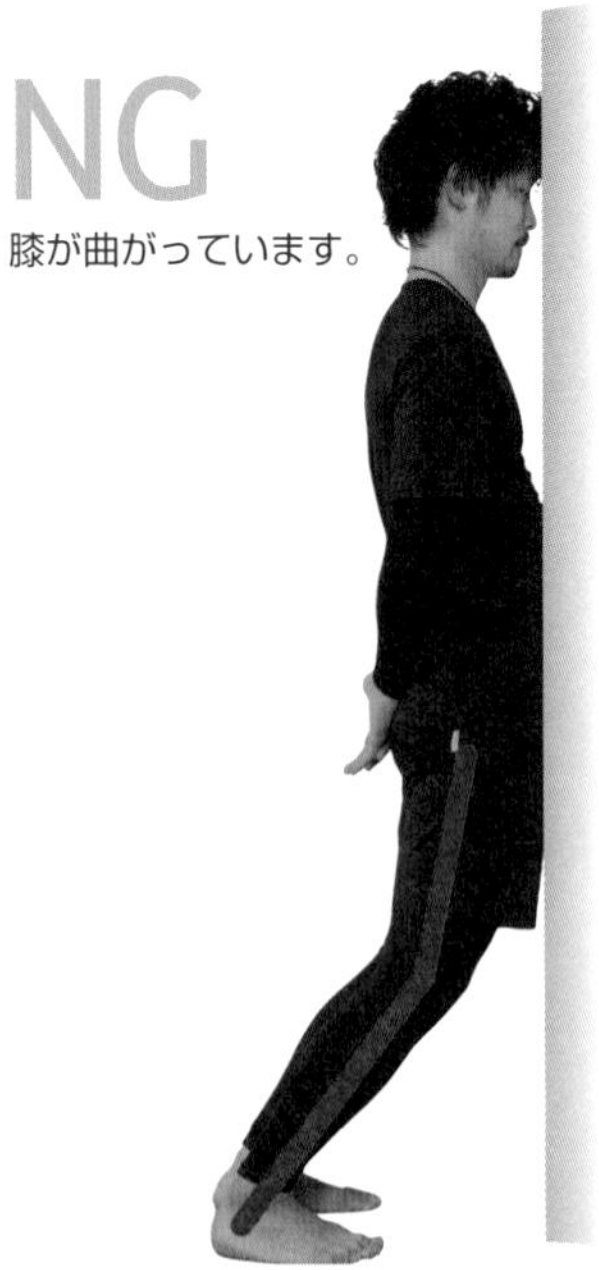

膝が曲がっています。

足指を働かせるワーク

後屈の土台となる足指。
ここがしっかりカラダを支え、地面に力を伝えることで、
しなやかな後屈を作ります。

1 壁の方を向いて、足ひとつ分離れたところに立ちます。
2 股関節を水平に前に出し、壁に骨盤を押しつけ、足指の付け根に重心を乗せた状態で3呼吸キープ。
3 余裕があれば、数センチずつ後ろに下がります。

Check

・指の付け根に重心が乗れていることを確認します。
・股関節がつま先のラインを超えることを目指します。

実際の後屈動作のときにも足指がしっかり床を踏みしめることで反力を感じ、その上のもも（腿四頭筋）に力が伝わり、カラダが支えられているような感じです。ふくらはぎのストレッチにもオススメのワークです。

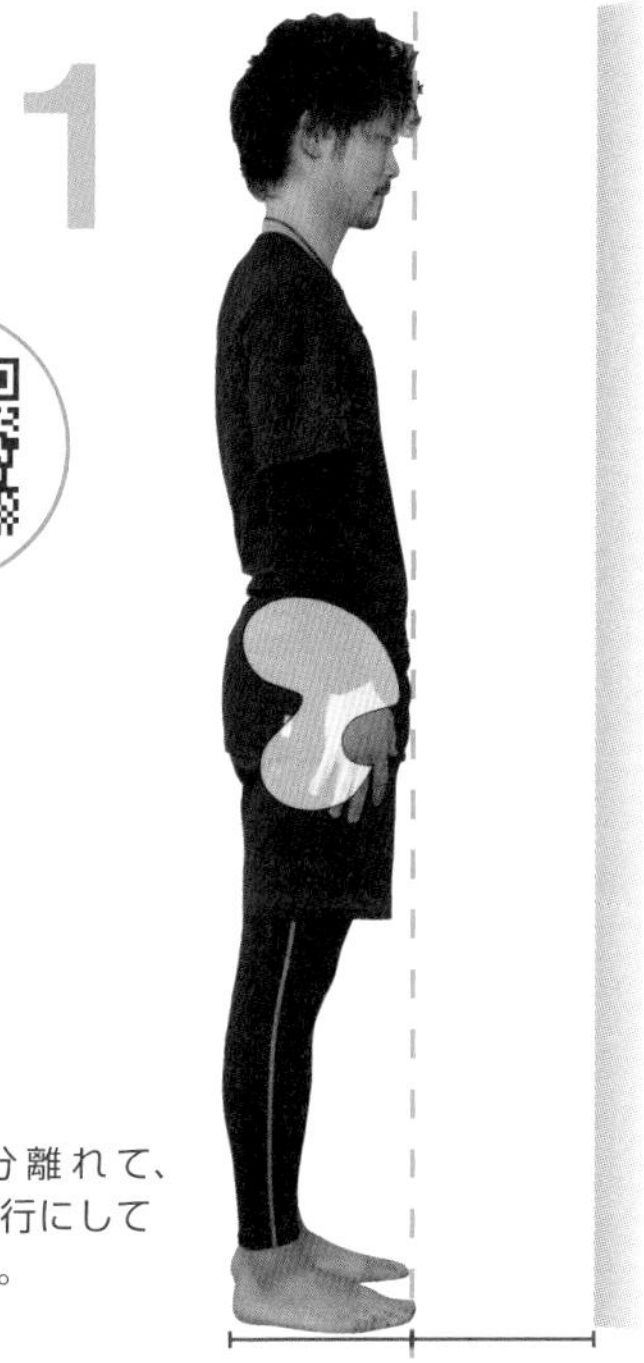

足一つ分離れて、
足先を平行にして
立ちます。

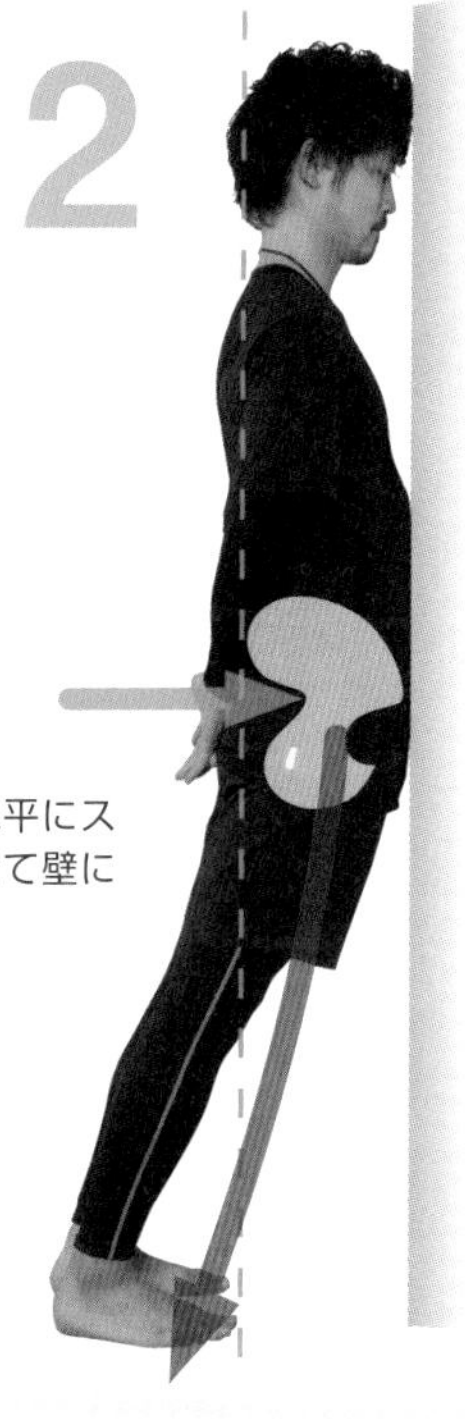

股関節を水平にスライドさせて壁につけます。

ステップ3
股関節を動かす
足首と股関節の柔らかさはつながっている

私たち人間は、主に股関節と足関節でバランスを保っています。

この2つの関節がセットで協調して働いているときは、姿勢は安定して動作もスムーズに行えます。ところが、どちらかの関節の動きに制限があると、股関節、足関節、そしてこの2つを結ぶ膝関節の3つの関節が緊張してしまいます。

逆に言うと、膝関節になにか問題がある場合は、必ず股関節か足関節に問題が生じています。

また**股関節と足関節の柔軟性は強く関係していて、特に足首の固さは、股関節の伸展と関係が深く、正しい後屈を行うためにとても重要です。**

ところが多くの人は、長時間のデスクワークや椅子での生活のなかで、この股関節の柔軟性が失われています。

正確には、股関節を曲げることは、椅子に座る・立つといった動作のなかで動かしているのですが、逆に伸ばす方向については、歩いたり走ったりするときに、足で地面を蹴るときくらいしか動かすことがないのです。そのため、いざ動かそうとするとほとんど動かず、かわりに腰を反って痛めてしまうわけです。

股関節には下半身に血流を送る大腿動脈をはじめ、足につながる大腿神経やリンパ節などの重要な組織が通っているので、歳を重ねても柔軟性を保っておきたい大切なところです。またここの動きがよくなると、足首の柔軟性も高まっていきます。

それでは股関節のワークをはじめましょう。

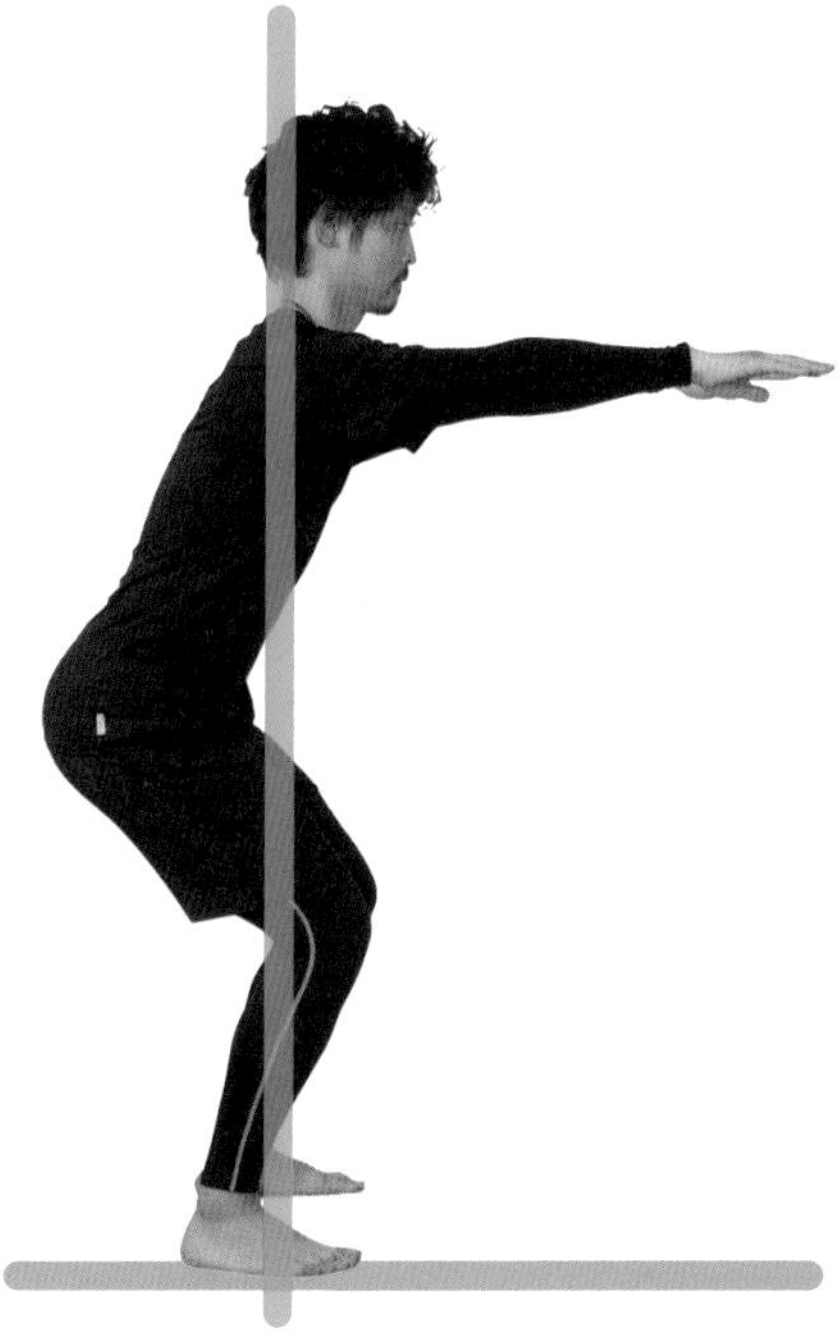

「筋トレの王様」とも呼ばれるスクワットは、股関節と足首を強化するのにおすすめのエクササイズです。
大事なのは上半身の重さがしっかり、足裏に乗っていることです。後屈とともにぜひトライしてみてください。

壁を使わないワーク

1 正座の姿勢から、右膝を立てます。
2 上体を手で支えながら、股関節を上に持ち上げて３呼吸キープします。
左の前ももにストレッチを感じていればOKです。左右行います。

Check

・どちらも腰を反らないように意識をしましょう。
・無理に伸ばさず、ゆっくり行ってください。

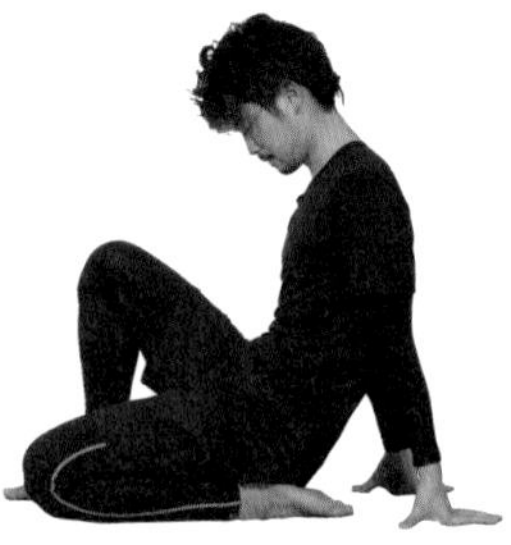

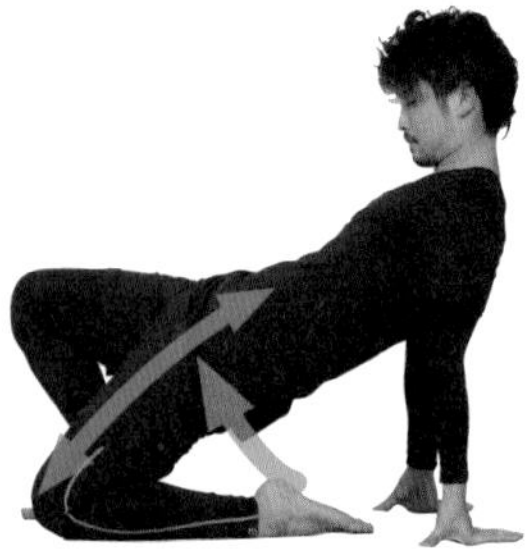

3

余裕があれば、
腰を下ろします。

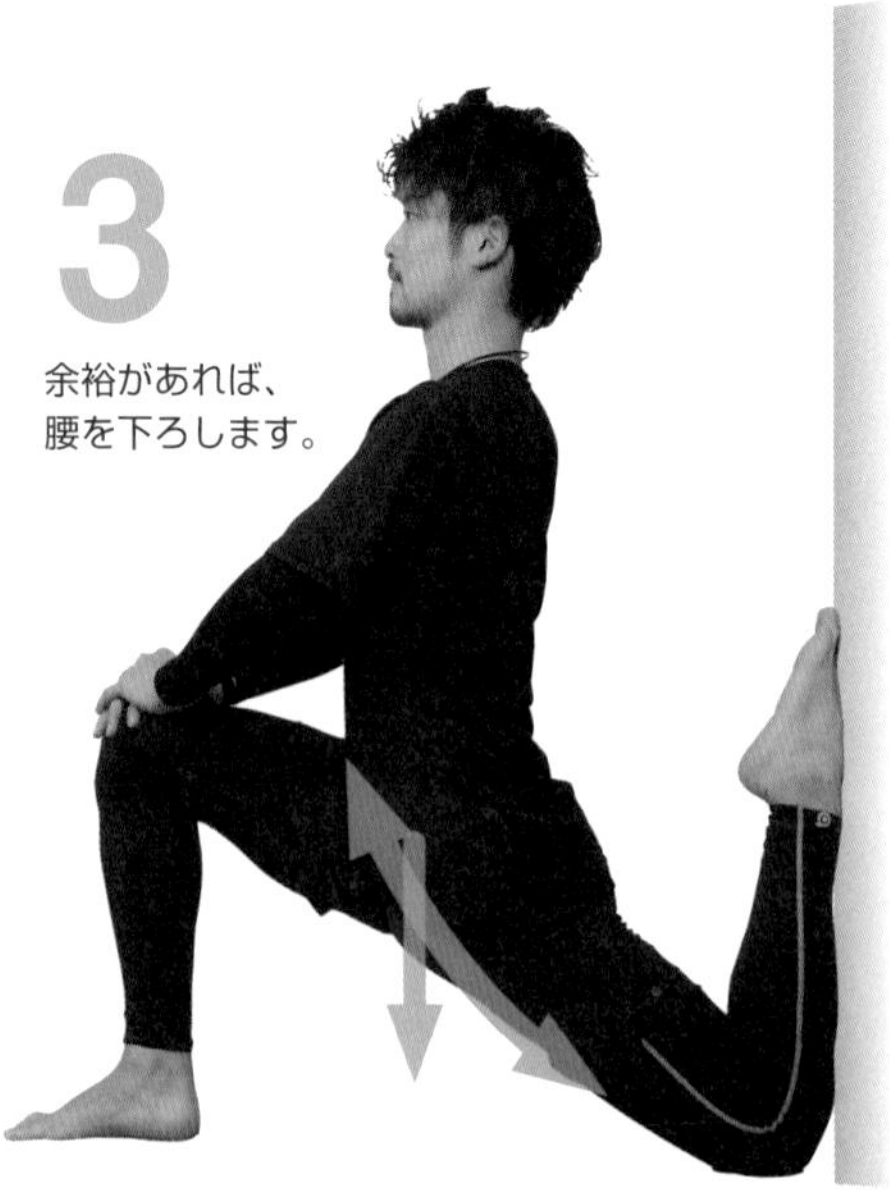

股関節を動かすワーク

カラダの要の股関節。
ここでは普段の生活で失われてしまった柔軟性を
取り戻すワークを紹介します。

壁を利用したワーク

1 壁際に膝をつき、スネを壁に押しつけます。
2 そのまま、上体を起こして3呼吸キープします。
このときアゴは引いた状態で行うことで脊柱のエロンゲーション（伸展）をキープすることができ、腰への負担を減らせます。左右行います。

カラダを起こした状態でキープできていれば、後屈を行う最低限の柔軟性はあります。起こすことができなかったり、または腰に負担を感じたりする場合は股関節の柔軟性が不足ぎみです。
その場合は、壁を使わないワークからトライしてください。

余裕でできる方は、3 股関節を床に下ろしてみましょう。
このときも腰は反らさず、アゴは引いた状態を保ちます。

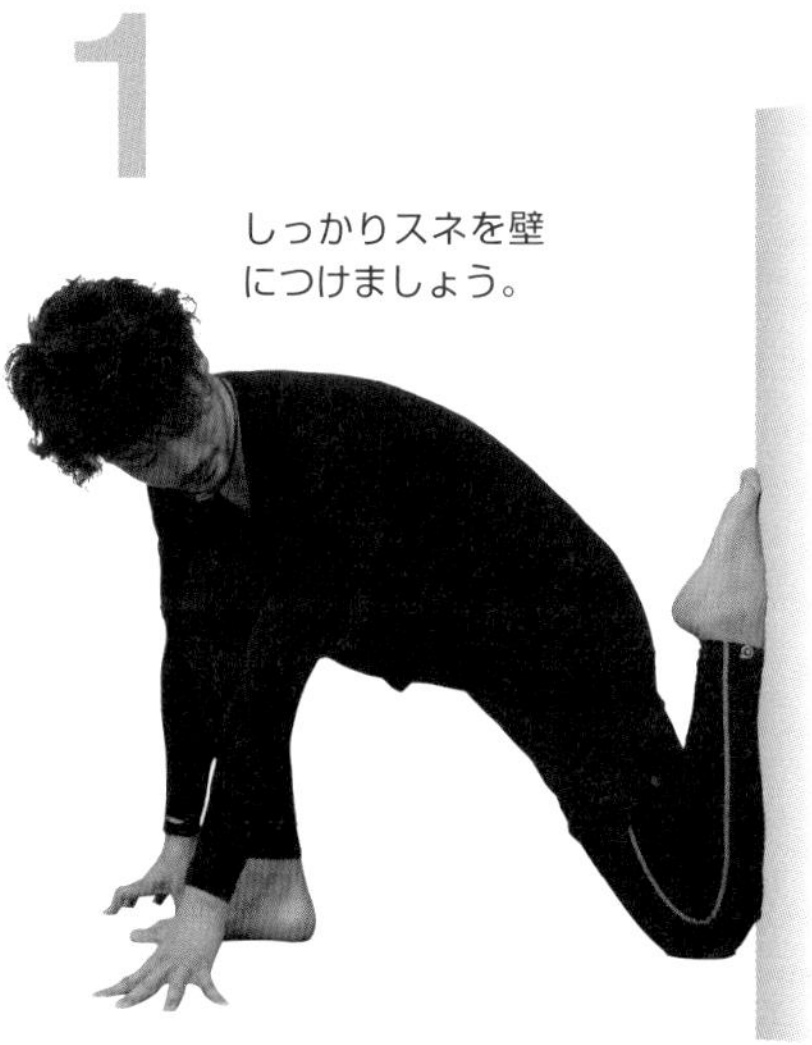
1
しっかりスネを壁
につけましょう。

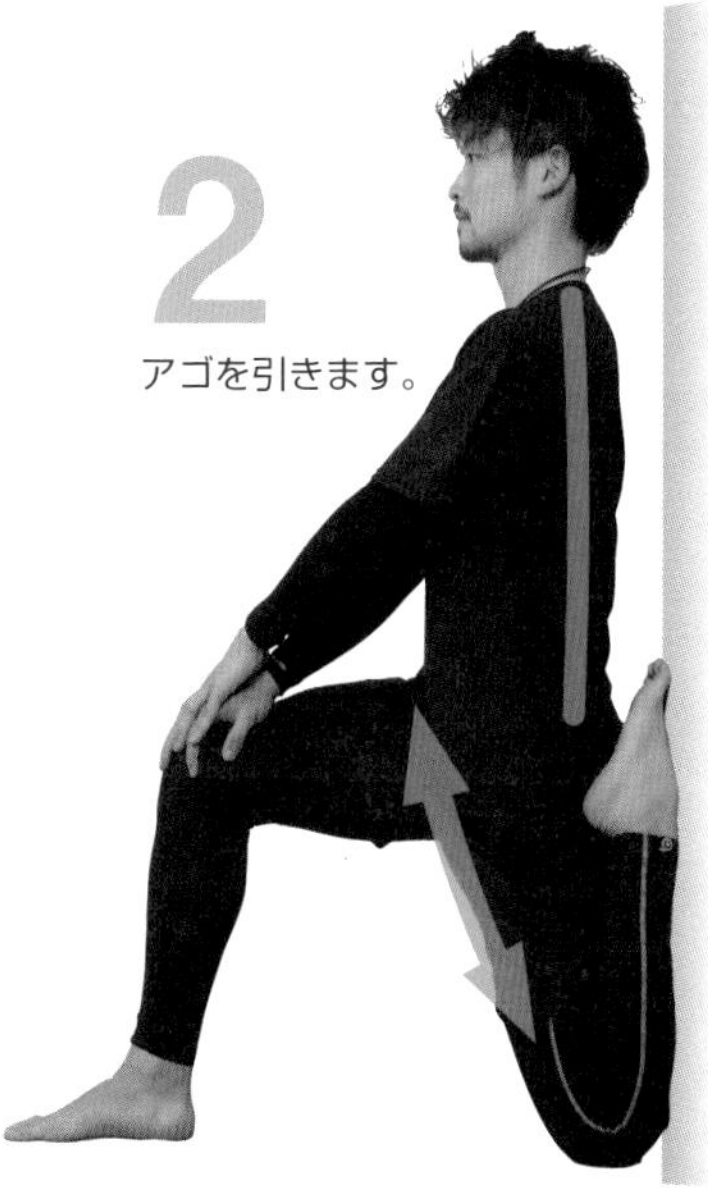
2
アゴを引きます。

ステップ4

お腹に圧を入れる

お腹は凹まさず、張り出す！

カラダは柔らかいけれど後屈で腰を痛めてしまう、という人に共通しているのが、「腹圧」の弱さです。**腹圧は、腹腔内圧《ふくくうないあつ》（IAP：Intra-abdominal Pressure）**といって、お腹周りの筋肉が同時に収縮することで圧力を高めることで生まれます。

ゴム毬のようにお腹を張り出すことで、前側から背骨を支える役目があります。

この腹圧が後屈を行うときに重要で、股関節から胸腰椎を伸展させていくタイミングで、腹圧によってお腹を張り出すことで、腰を痛めず体幹が安定するのです。

普段あまり意識することがない腹圧ですが、赤ちゃんのお腹を見ると、ぽっこりと出ていますね？　この〝お腹ぽっこり〟は、まだ筋力が弱い代わりに、腹圧を最大限利用して体幹を安定させている状態なのです。

お腹といえば体幹トレーニングに、〝ドローイン〟というお腹を凹《へこ》ませるエクササイズがありますね。ウェストを細くするときに意識される腹横筋を引き締めるのですが、

吸いすぎず、吐き切らない
腹圧をキープする！

▶後屈で必要な腹圧を保った呼吸

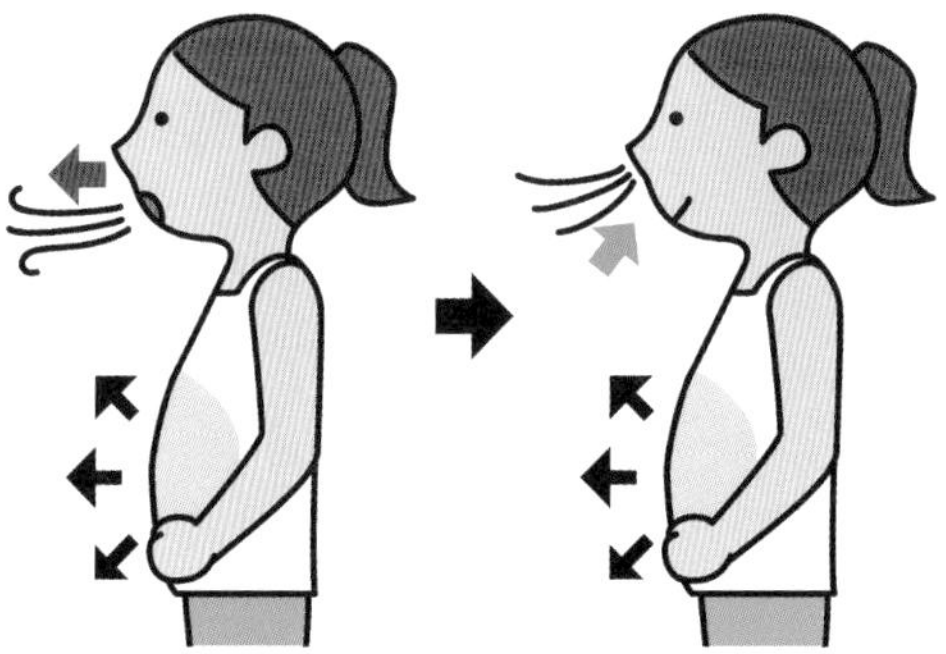

後屈で必要なのは常に腹圧をキープした呼吸です。最初から強い圧をキープしようとすると大変なので、吐き切らず、吸いすぎないようにして、お腹に圧が感じられればOKです。

▶ドローインとブレージング

ドローイン（息を吐きながらお腹を凹ます）

- 腹横筋を引き締める
- 腹圧が下がる
- 骨盤底筋が収縮しやすくなる

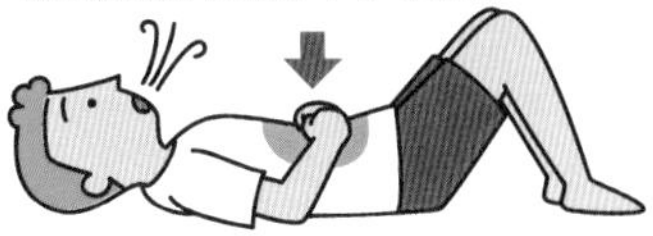

ブレージング（息を吸いながら腹圧を上げる）

- 腹筋群全体を引き締める
- 腹圧が上がる
- 強い体幹を作るのに適している

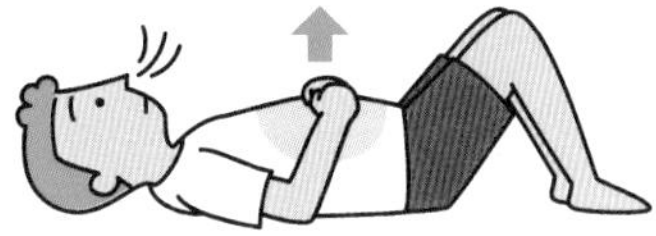

これでは腹圧は高まらず、むしろ低下してしまいます。その結果、体幹は不安定になり腰痛の原因になる恐れもあります。

一方で、お腹を張り出す〝ブレーシング〟は、外腹斜筋、内腹斜筋という筋肉にも作用し、腹圧を高めるエクササイズになります。

ドローインが悪いというわけではなく、両方をバランスよく行うことが大事なのです。

腹圧で大事なのは〝強さよりも持続力〟です。

背骨全体を動かす後屈で必要になるのは、後屈の最中に一定の腹圧をキープし続けることで、これにより腰を守るのです。

逆に腹圧をキープできない人の特徴は、お腹を張り出した状態で呼吸ができないことです。ですからワークは腹圧を高めた状態をキープすることが中心となります。

1

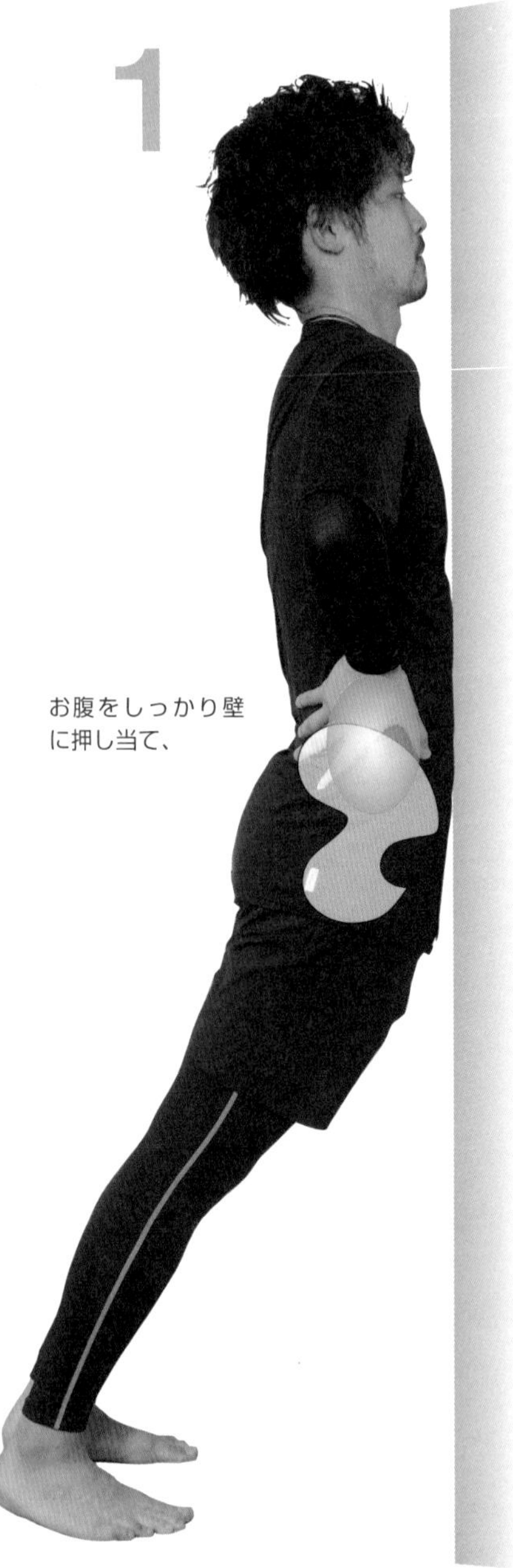

お腹をしっかり壁
に押し当て、

2

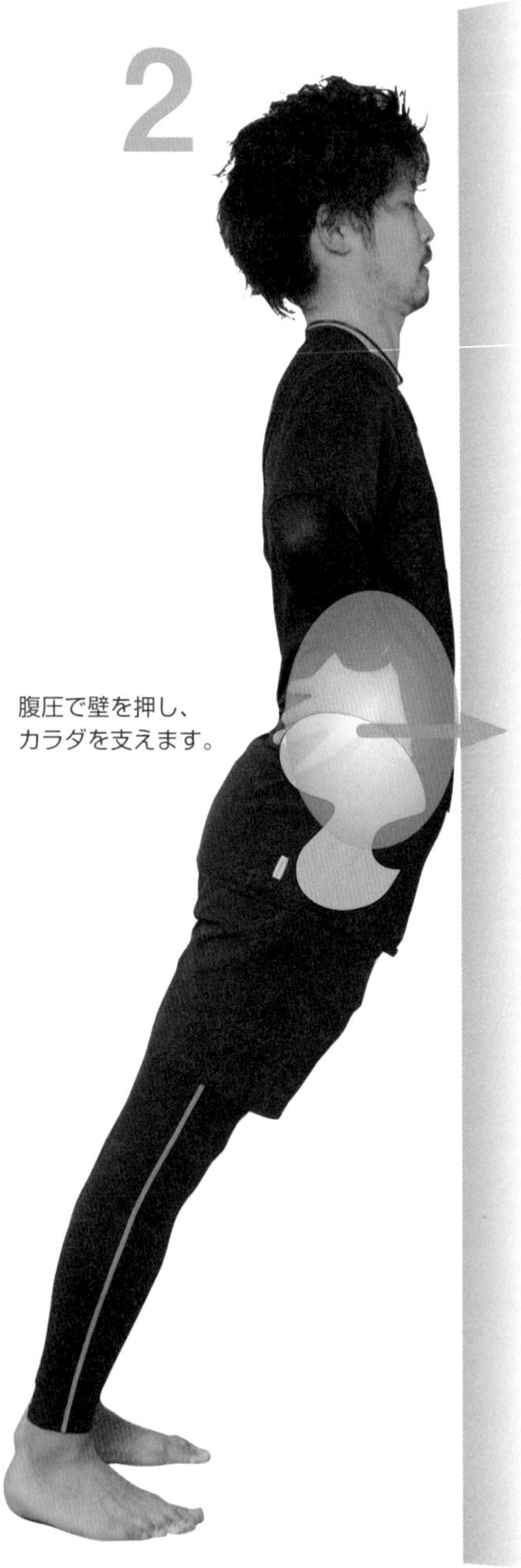

腹圧で壁を押し、
カラダを支えます。

腹圧を高めるワーク

お腹を張り出すことで生まれる「腹圧」。
正確には「腹腔内圧」と呼ばれ、内臓が収まった空間です。
実はこの腹圧が姿勢に大きく関わっていて、
腰痛予防にも効果的です。

壁を利用したワーク

足指のワークを今度はお腹で行います。壁に向かって、足１～２つ分離れたところに立ちます。

1 **お腹を壁に当てて息を吸い、お腹を張り出し腹圧でカラダを支えます。このとき腰を反らないで、骨盤を前にスライドさせる感じで行います。**
2 **そのまま呼吸は止めずに、まず10秒キープしてみましょう。徐々に伸ばしていって１分を目指します。**

Check

・腹圧が高まっていることで、呼吸がしづらくなりますが、息を止めないように気をつけましょう。
・息を吐くときに圧を抜かず、逆に入れていく意識で行いましょう。
・腰を突き出してお腹を張り出すのは反り腰になるのでNGです。お腹の前面を張り出す意識を持ちましょう。

ポイントは肩甲骨の動き！

ステップ5

「バンザイ」で腕を使う

スムーズな後屈には腕がとても重要になります。

腕を上手に使うことで、動きにくい胸（胸椎）の伸展をサポートして、後屈の効果を高めることができるからです。

そのためには肩甲骨の動きを引き出してあげることが重要です。

肩甲骨は、肋骨の上を滑るように動いていて、後屈の際には、左右の肩甲骨が離れ、羽が広がるように動きます。この肩甲骨の動きによって胸が引き上げられ、気持ちよく胸椎を引き伸ばすことができるのです。

時々、左右の肩甲骨を寄せて後屈する人がいますが、これでは肩甲骨にくっついている肩甲挙筋《けんこうきょきん》、前鋸筋《ぜんきょきん》、僧帽筋《ぞうぼうきん》といった筋肉を緊張させてしまい、胸が伸びず、肩や腰椎に負担をかけてしまうので注意してください。

おすすめなのは〝バンザイ〟からの後屈です。

バンザイをする動きは、肩甲骨が左右に広がり、上へ引き伸びる動きなので後屈に最適なのです。

ただし注意点がひとつあります。

それは「胸椎を伸ばす動作と一緒に動かす」ことです。

これも動作の順序のひとつで、これにより腕が理想的な軌道を描いてくれます。

スムーズな「バンザイ」のために
肩甲骨を動かそう！

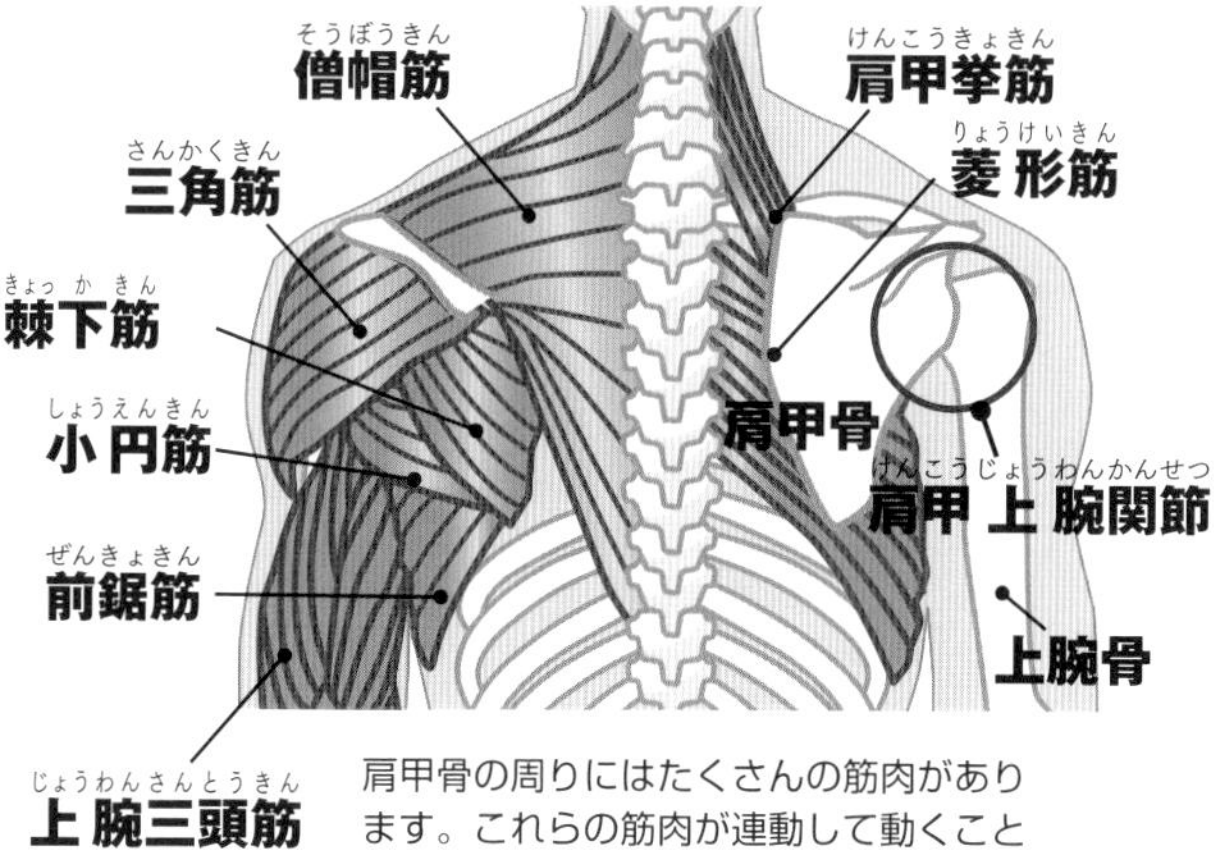

肩甲骨の周りにはたくさんの筋肉があります。これらの筋肉が連動して動くことで腕がスムーズに上がります。

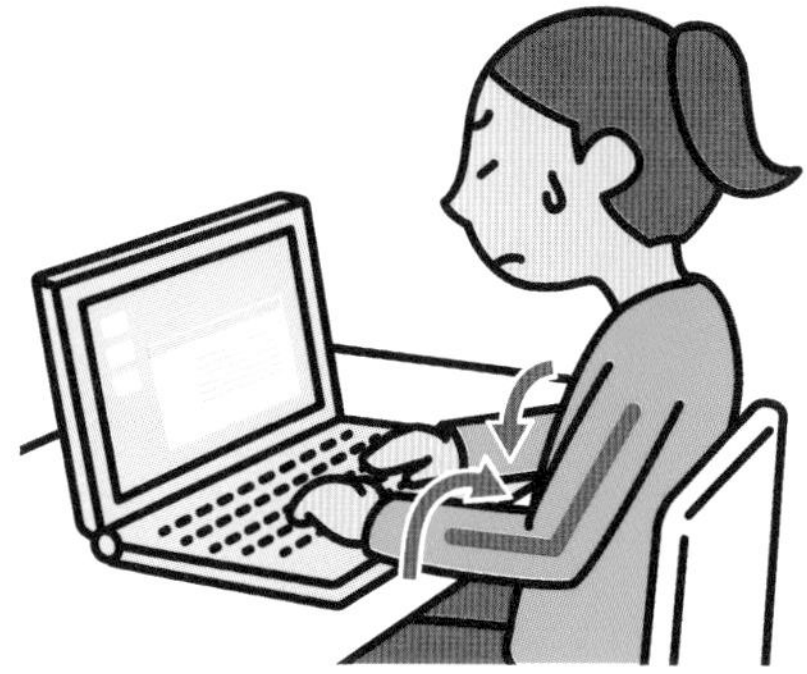

パソコンを使うときの、肘を折り、腕を内側に捻った（回内）姿勢は、肩甲骨の動きを制限した状態です。このまま腕を使い続けると、肩甲骨と上腕のつなぎ目の肩甲上腕関節（上図赤丸内）を動かしすぎてしまい、五十肩などの不調の原因になります。

腕の使い方は、51ページにも紹介したのと同じく、

①肘を伸ばしたまま動くこと
②指先はリラックスしていること

です。**肘を伸ばして動かすことで腕と肩甲骨が連動します。**

逆に肘が曲がった状態で腕を後方に持っていくと、肩甲骨と上腕の間の関節（肩甲《けんこう》上腕関節《じょうわんかんせつ》）が過度に動くことになります。

これは肩を痛める人の特徴で、四十肩・五十肩をはじめとする肩のトラブルの多くは「肩甲上腕関節の過剰運動」です。

その背景には、現代人の腕の使い方が、肘から先を内側に捻った〝肘屈曲・回内ポジション〟であることが理由です。パソコンを使っているときや字を書いているときを思い浮かべるとわかりますね。

この状態で長時間すごしていると、肩が内巻きの姿勢になり肩甲骨の動きを制限してしまいます。その状態で腕を使い続けることが肩のトラブルの原因になるわけです。

こうしたことから、後屈に限らず、肘を伸ばしたまま腕を動かすことが大事なのです。

スムーズな「バンザイ」のために
肘を伸ばそう！

肘を伸ばして腕を動かすことで、腕と肩甲骨が連動してスムーズなバンザイができます。
また指先はピンと張らず、リラックスさせて、上腕全体を引き上げる意識で行うと、肩の力が抜けて、自然に肩甲骨が引き上がります。

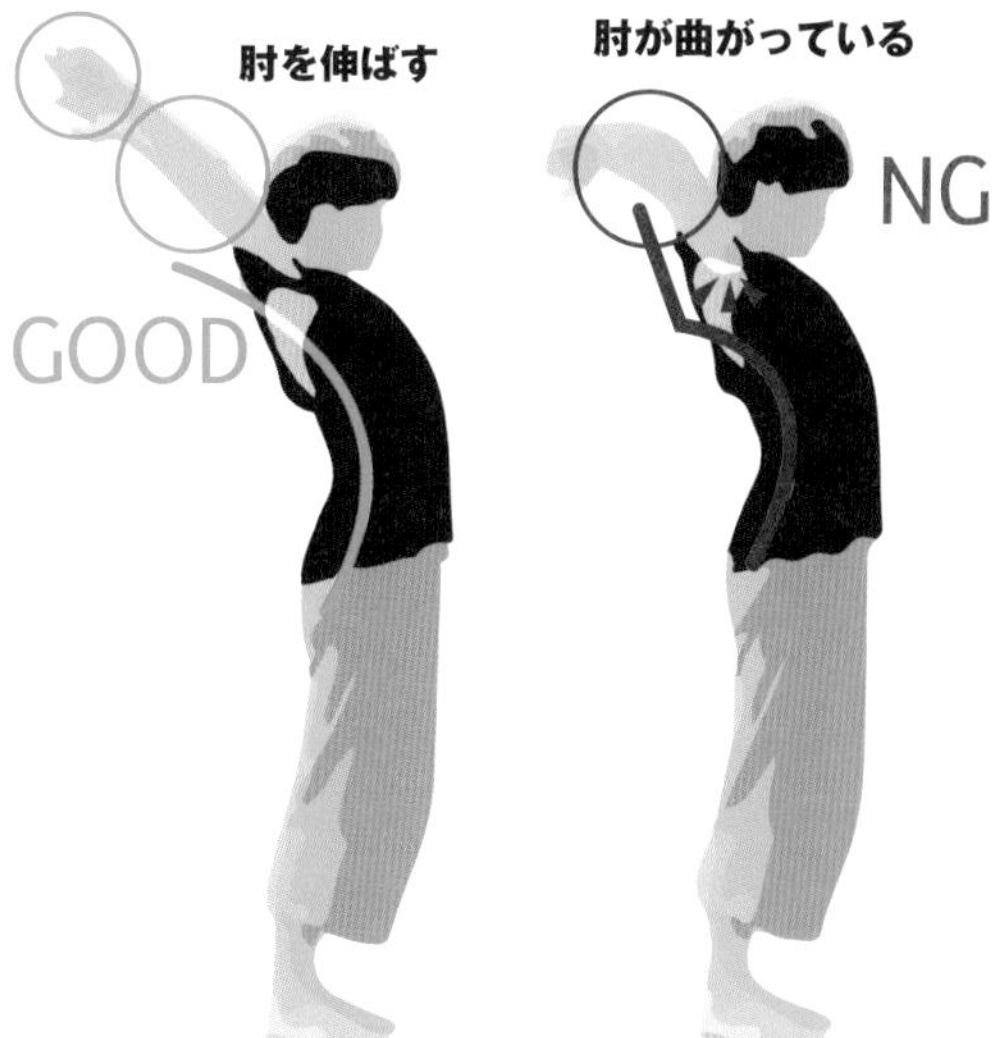

次に②の指先のリラックスについてですが、これは実際にやってみるのが一番わかりやすいでしょう。

実際に指先をピンと伸ばして上に手を伸ばすのと、指先をリラックスして、上腕を引き上げるつもりで手を伸ばすのを比べてみてください。

恐らく指先をピンと伸ばすと、肩甲骨が下に引っ張られて引っかかったような感じがすると思います。一方、**指先をリラックスさせて、上腕を引き上げる意識で伸ばすと、肩甲骨が自然と引き上がる感覚があるでしょう。**

この肘と指先を意識して動かすことで「後屈にいい腕の使い方」となります。

ヨガマットを持って行うワーク

腕と胸郭のカウンターを感じるワークです。

ここではヨガマットを使っていますが、肩幅より少し広いくらいの幅で、簡単に持ち上げられるものであれば OK です。

1 ヨガマットを挟むように持って立ちます。
2 肘は伸ばしたまま腕を後方に引き、3呼吸キープ。このとき、腕を下方向に落としたくなりますが、あくまで腕を真後ろに引くだけです。
3 少しずつ、アゴを引いたまま胸を前方に突き出していきます。胸を前に出していくにしたがって、ヨガマットはどんどん後方へ伸びていきます。腰を反らさず、胸椎の伸展を意識しながら、そのまま3呼吸キープしてみましょう。

Check

- どちらも肘を曲げると肩甲骨が十分に動かないため、胸椎が動かず、肩関節に負担がかかるので注意しましょう。
- ヨガマットのワークは、肘は伸ばし腕は後ろに引くことを意識して行いましょう。肘を曲げるのは NG です。

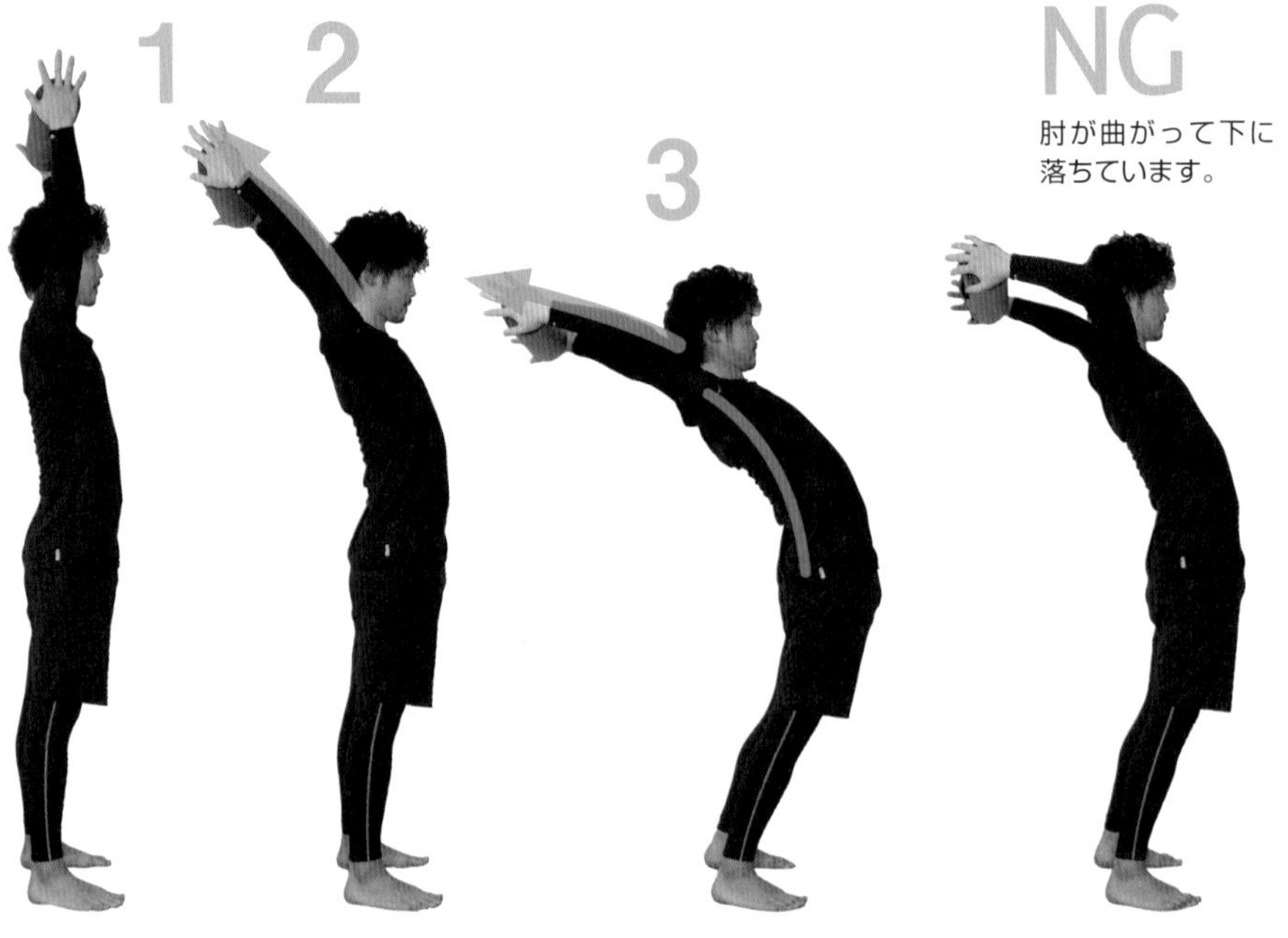

腕と胸を動かすワーク

ここではバンザイのための２つのワークをご紹介します。
どちらも腕と胸を大きく動かすことを目的にしています。

壁を利用したワーク

腕をテコにすることで、胸椎の伸展を深めるワークです。

1 胸を壁につけます。腕を上げ、指先を壁につけます。
2 肘をつかないように、腕を頭上の行けるところまで伸ばしていきます。
3 指を立て、肘を伸ばしたままゆっくりカラダを下ろして３呼吸キープ。

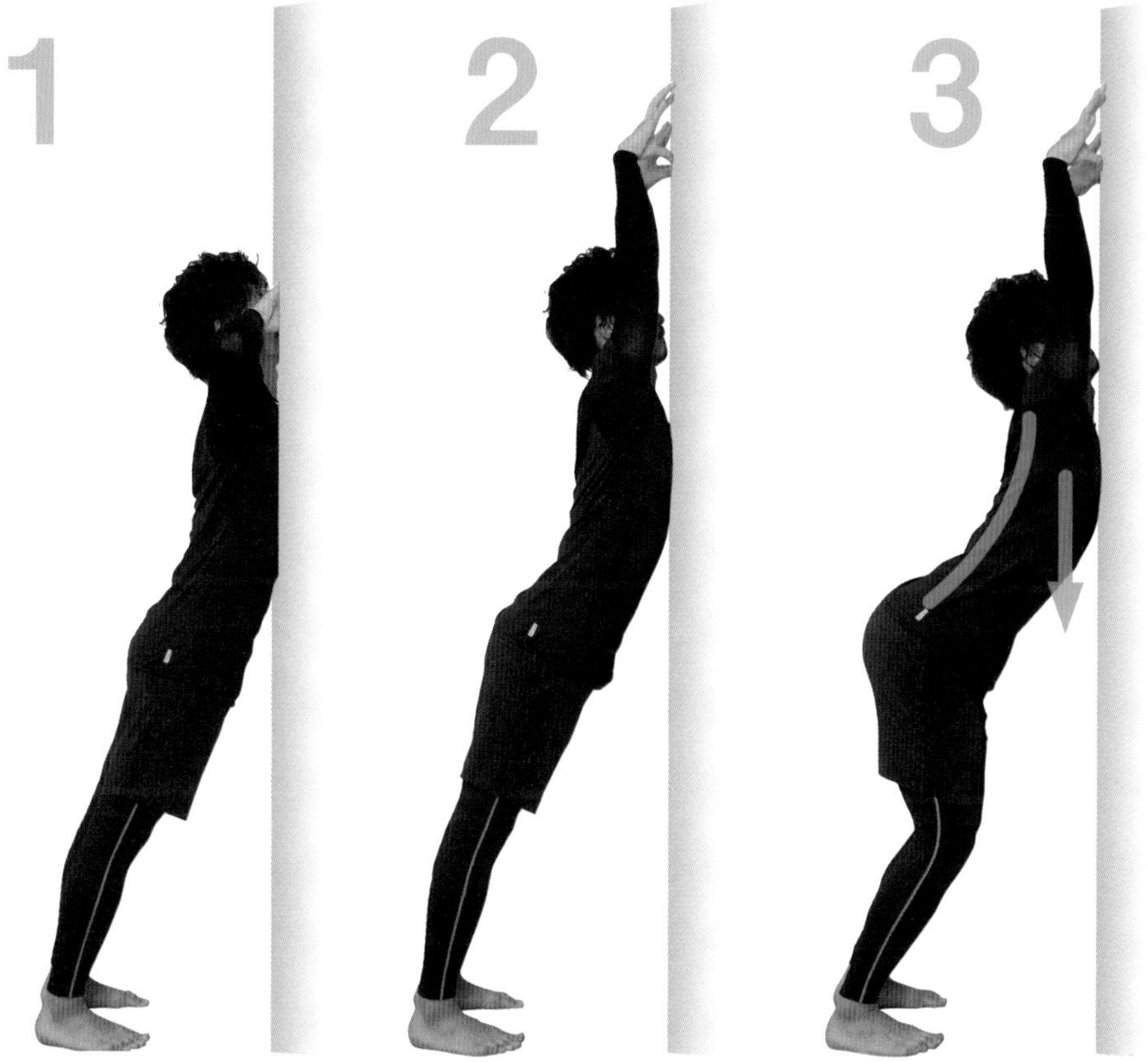

首にも動かす順番がある！

ステップ6

首を動かす

私たちの首は、成人で体重の約10％ほどの重さがある頭を支えています。

もちろんただ支えているだけではなく、カラダの動きに合わせて常にバランスをとり続けるため、首は多くのセンサーが搭載されている動きの要なのです。

ですから首の動きが悪くなると、全身のバランスが崩れ、後頭部の筋肉が緊張し、頭痛や肩こり、首こりの原因となります。

そんな**首は7つの頸椎（Cervical spine）で構成されていて、後屈をする際には、これを正しい順序で動かすことが大事になります。**そうすることで首回りの不調も改善し、後屈動作がより深まっていくのです。

では正しい順番とはなんでしょう？

このパートの最初に、一番大事なルールとして「背骨は下から上に波及していくように動かす」と書きましたね。首も背骨の一部ですので、やはり**下から上に向かって動かしていくのが正解となります。**

大事なのは動かす順番

首を下から動かす！

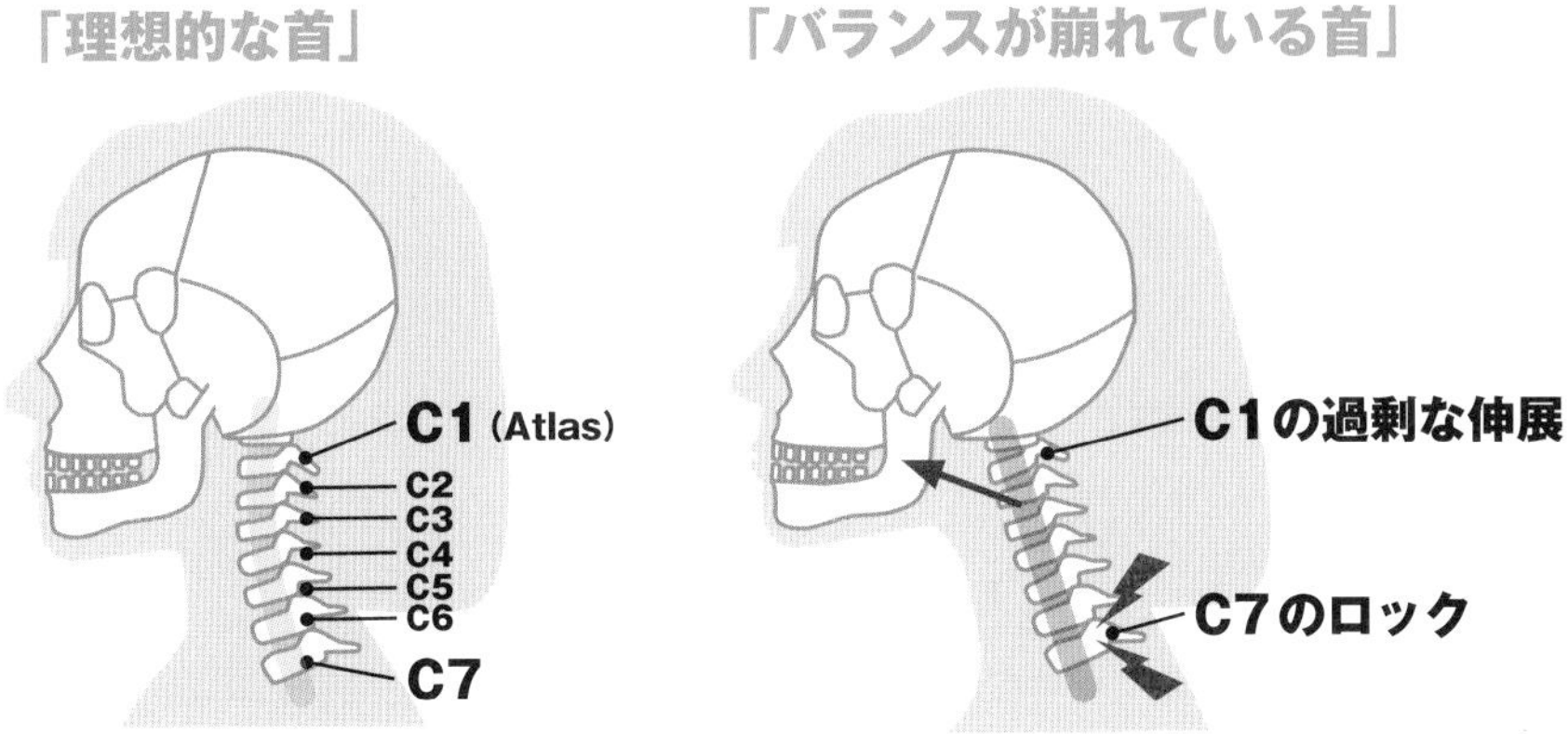

猫背などの姿勢の悪い人は、首の一番下の骨（C7）をロックするせいで、一番上の骨（C1）を伸ばして前に向こうとしてしまいます。そのため首が伸び、アゴが出たストレートネックになりがちです。この状態では背骨が伸びないため、関節痛や変形の原因になります。

ところがこれがなかなか難しいのです。

理由は私たちは、動かしやすい関節を動かしすぎてしまう一方で、意識していない関節を動かすことが苦手だからです。

例えば、「関節」といえば肩や首、膝、股関節といった大きな関節を思い浮かべるでしょう。ですが私たちのカラダには約260個の骨があり、それに伴い無数の関節があります。

首の骨もそうです。7つのなかでも頭に近い頸椎（上位頸椎）はよく使う一方で、**下の頸椎（下位頸椎）は、ほとんど意識することがないので動かすのが難しいのです。**

その一方でこうした普段意識しない骨が動くことで、動かしすぎている関節の負担が軽くなり、痛みやストレートネックなどの症状の改善が期待できます。

それでは実際に首を動かしてみましょう！

首は下から動かそう！

右は頸椎１番から先に伸展してしまった状態です。これでは上から頸椎全体を圧迫した状態で動くこととなります。

後屈でクラクラする方は、第一頸椎から動かしているため、首周りの血管を圧迫しているケースが多いです。

左は下から順々に動かした状態です。首が縮まらず、頭の重さで後ろに垂れていきます。目指すのはこちらです！

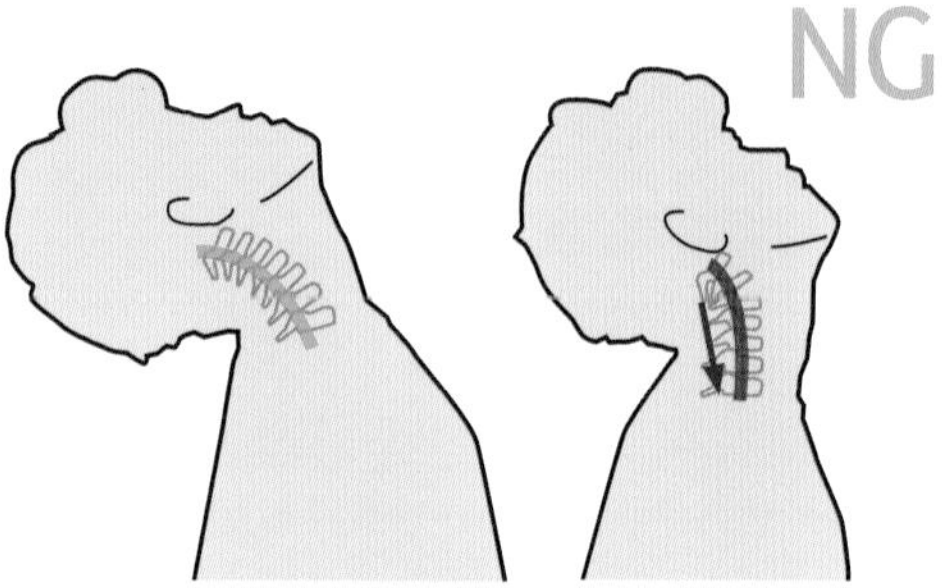

Check

- 首は目と連動しているので、目線で伸展をリードするのがポイントです。
- 下の頚椎（C7 番）ほど、意識しづらく固くなっています。そのため先に上の頚椎を動かしたくなりますが、そこを我慢して下から動かしましょう。
- ワーク後は、「動きやすくなる」「視界が明るくなる」「肩回りが軽くなる」などの変化が出るので、パソコンなどの作業の合間におすすめです。
- 首はデリケートな部位ですので、慣れないうちは１日１～２回くらいからで OK です。違和感があるときはやめて、まず胸から始めましょう。

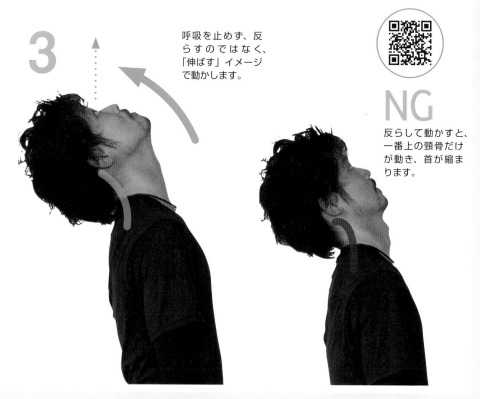

3

呼吸を止めず、反らすのではなく、「伸ばす」イメージで動かします。

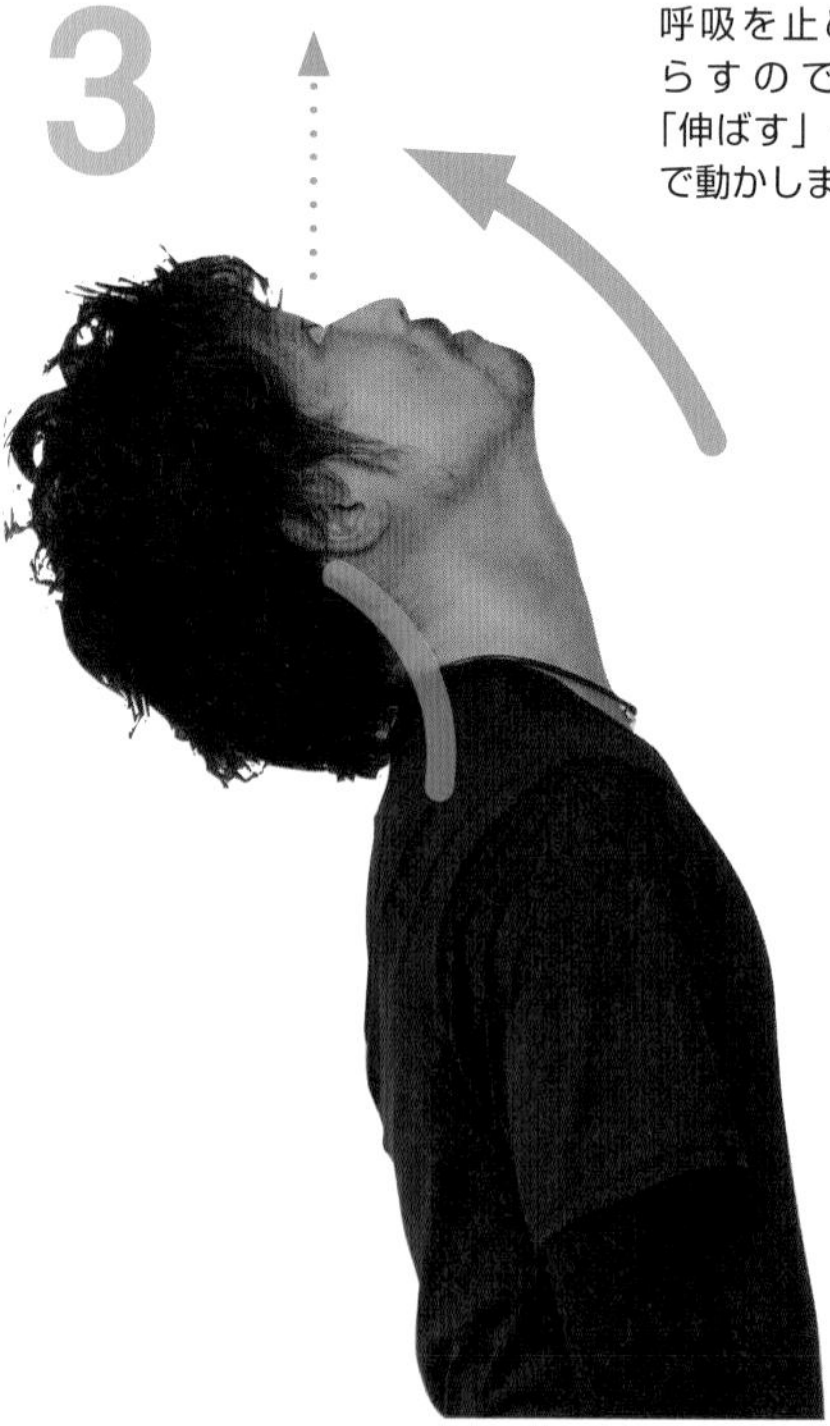

NG

反らして動かすと、一番上の頸骨だけが動き、首が縮まります。

首を動かすワーク

首の骨で一番動かしてしまうのはトップの頚椎１番。
そのまま後屈をすると、首全体にストレスが！
ここでは首を下から順番に動かすワークをご紹介します。

立っても座っても行えるワークです。

1 まっすぐ前を向いた状態からはじめます。
2 アゴを後ろに引きます。このときアゴと首の間にピンポン球を挟んだイメージで行いましょう。その姿勢で１～３呼吸キープ。
3 そのまま、天井を見る動きで頸椎を後ろに伸ばしていきます。天井を見上げる意識で呼吸を止めず、首を後ろに折らずに行います。見上げるときに肩が上がらないように注意してください。上を向いた姿勢で１～３呼吸キープしたら、ゆっくり元に戻して終了です。首の可動域や肩の動きを確認して軽く感じたらOKです。

1

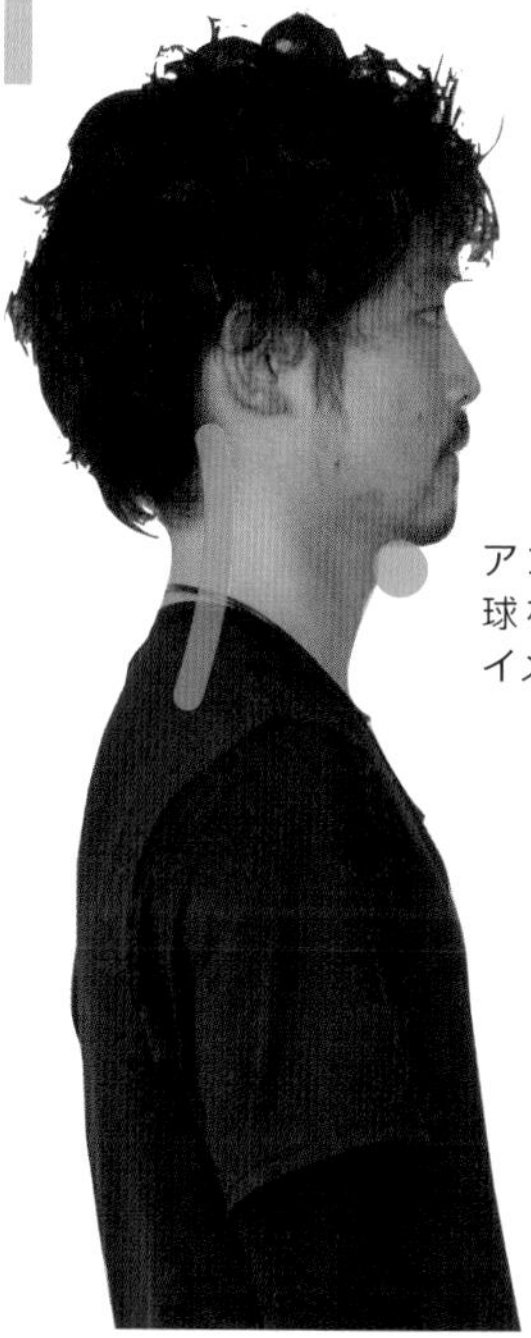

アゴにピンポン球を挟んでいるイメージです。

2

目線は遠くに。首を動かすのではなく、目線の動きにつられて動くイメージです。

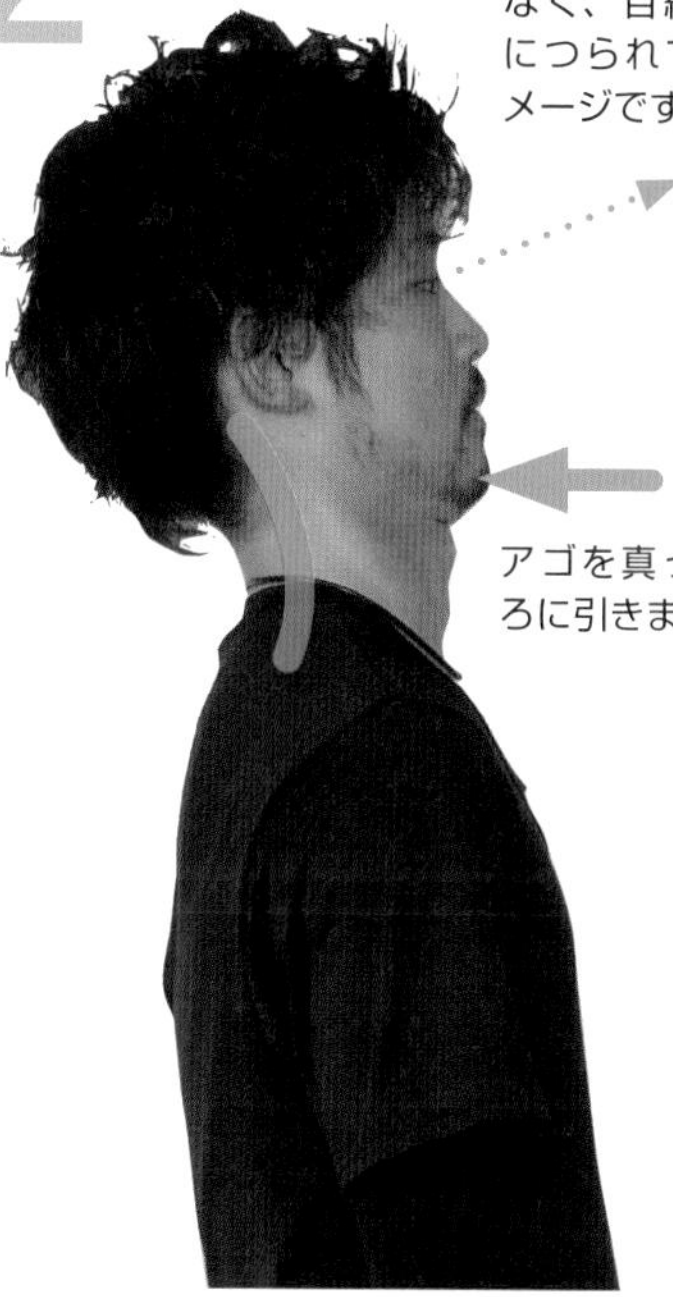

アゴを真っ直ぐ後ろに引きます。

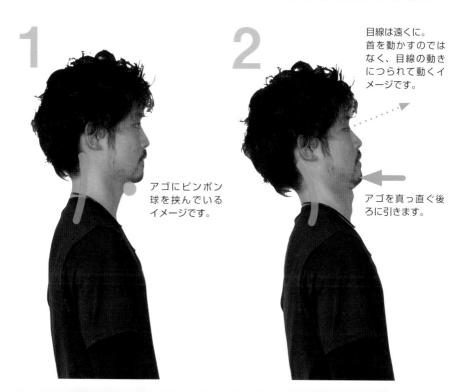

6つのステップで後屈をやろう！

足から頭まで〝しなる〟後屈に挑戦！

さあ、いよいよここまでやってきた6つのステップを踏まえて、後屈にチャレンジです！

まずは準備体操のつもりで、軽く後ろにカラダを反らせてみましょう。

慣れないうちはいきなり反ることは背骨にダメージを与えてしまうことがあるので、必ず軽くカラダを動かしてから行ってください。

軽くカラダを反らせた感覚をなんとなく覚えておいて、次に、今度は6つのステップを順番に、それぞれのポイントを押さえた上でもう一度後屈してみてください。

ここで思い出してほしいのは、

目指すのは反りの深さではない、しなりだ！

ということです。意識としては、

足で床を押す力で、上に伸び上がっていく感じ

です。必ずこれを守って行ってください。

ステップ①「足指」

つま先重心で足指でしっかり地面を踏みしめる

少し腰を前に出し足指の付け根に重心を乗せます。グッと床力がかかると同時に、逆に床からカラダに伝わる反力を感じられれば OK。ゆっくりカラダを前後に揺らすと感じやすいです。

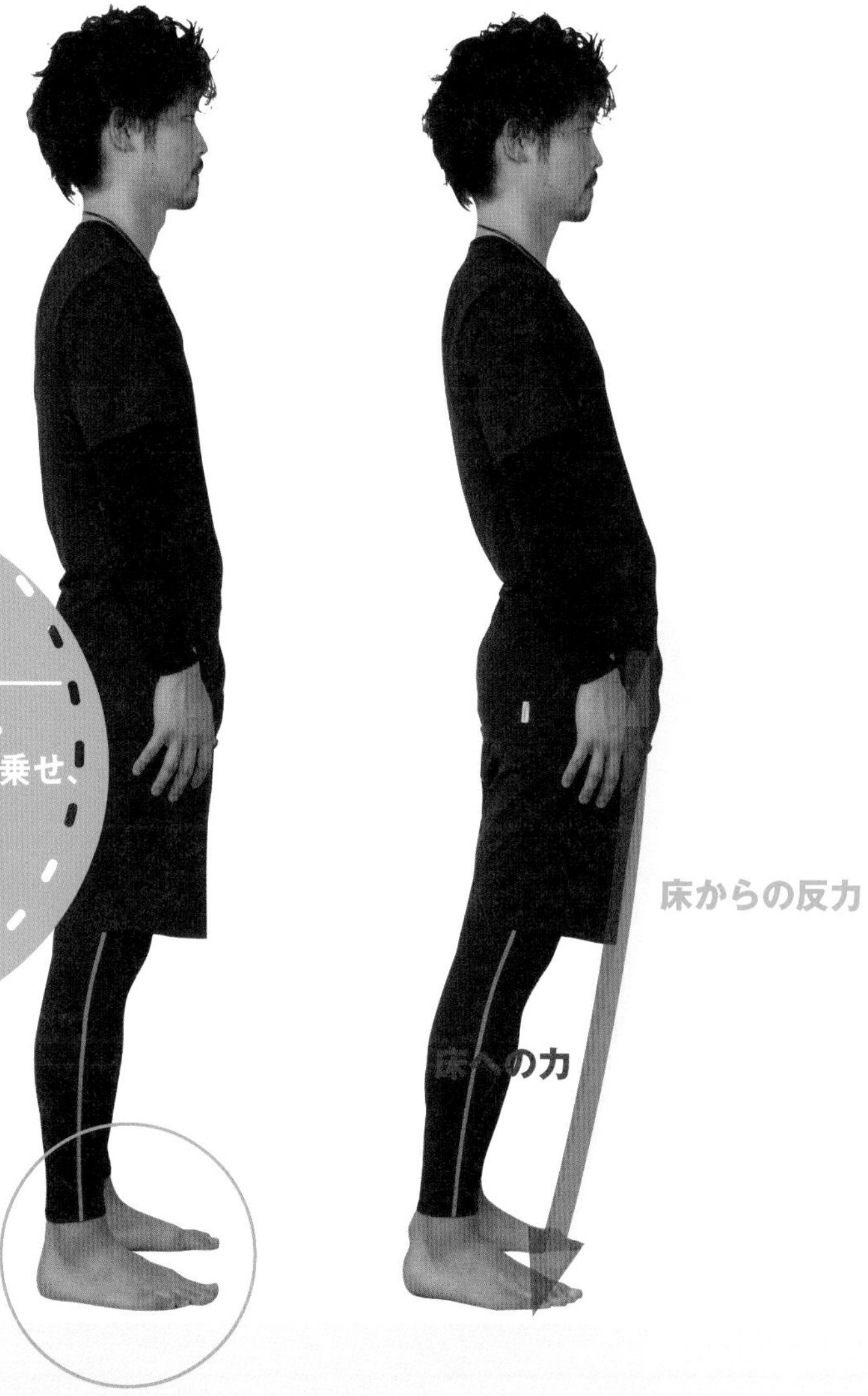

つま先は開かず、平行にします。

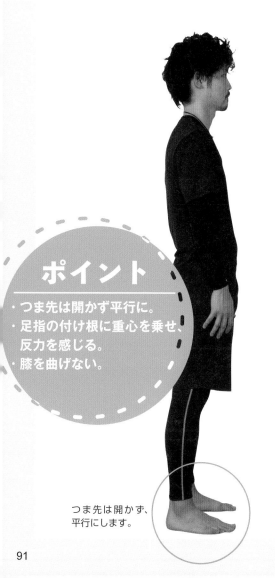

ポイント

- つま先は開かず平行に。
- 足指の付け根に重心を乗せ、反力を感じる。
- 膝を曲げない。

ステップ②「股関節」

「膝を曲げないで、股関節を前に押し出す」

膝を伸ばした状態で骨盤を水平に前方移動し、バランスがとれるようにしましょう。
後屈した際に前のももで支えている感覚があれば正解です。

NG

骨盤が傾き、
膝が曲がっています。

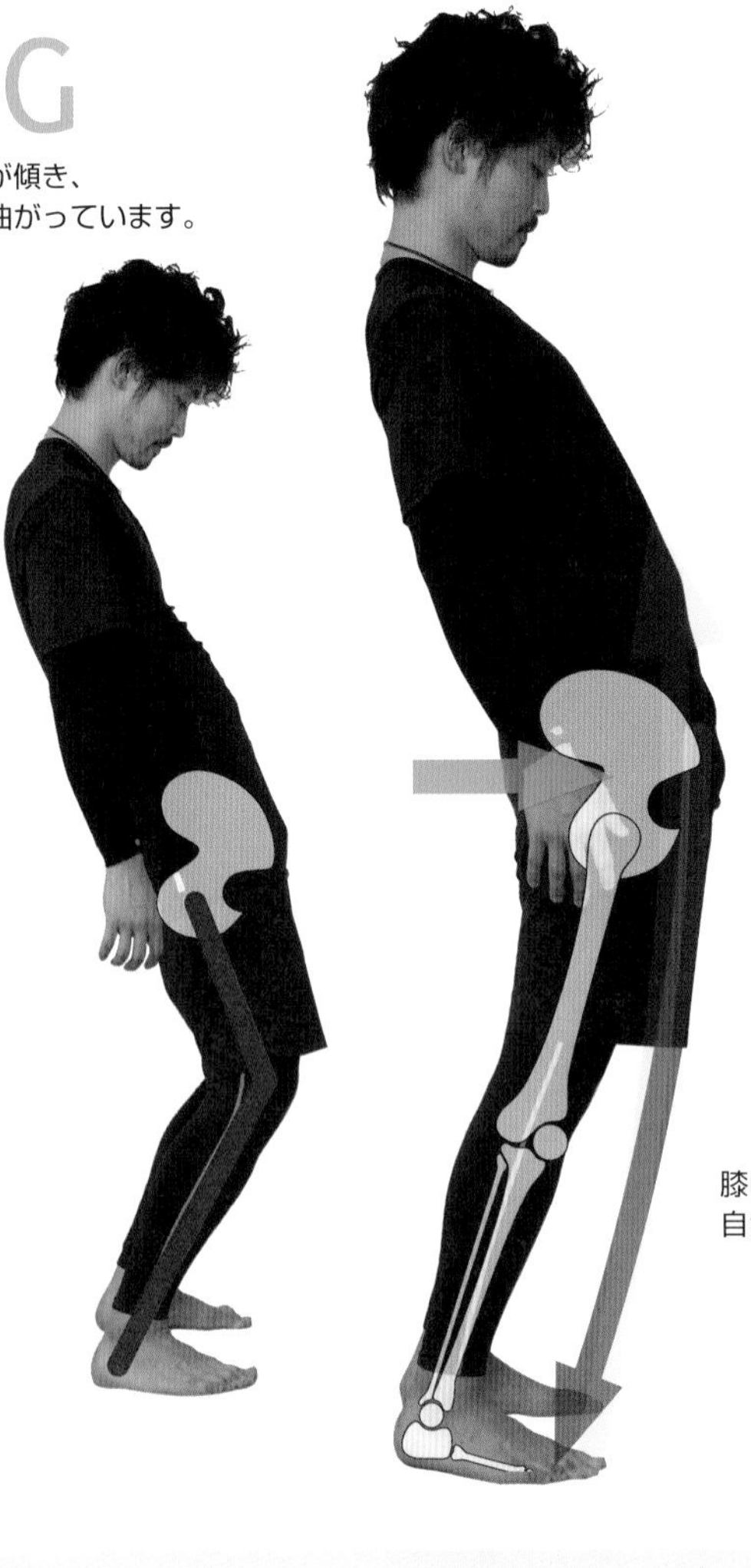

ポイント

- 膝は曲げない。
- 股関節を最大限突き出す。
- 腰を反らず、骨盤を水平にスライドする。

骨盤は傾けず前に水平に
スライドします。

膝は真っ直ぐ。
自然なしなりはOKです。

ステップ③「お腹」

腰は反らずに お腹を腹圧で張り出す

しっかり腹圧をかけることで腰を守り、下からの力を上半身につなげます。お腹を出そうと腰を反らないように注意しましょう。呼吸が止まらないように意識してください。

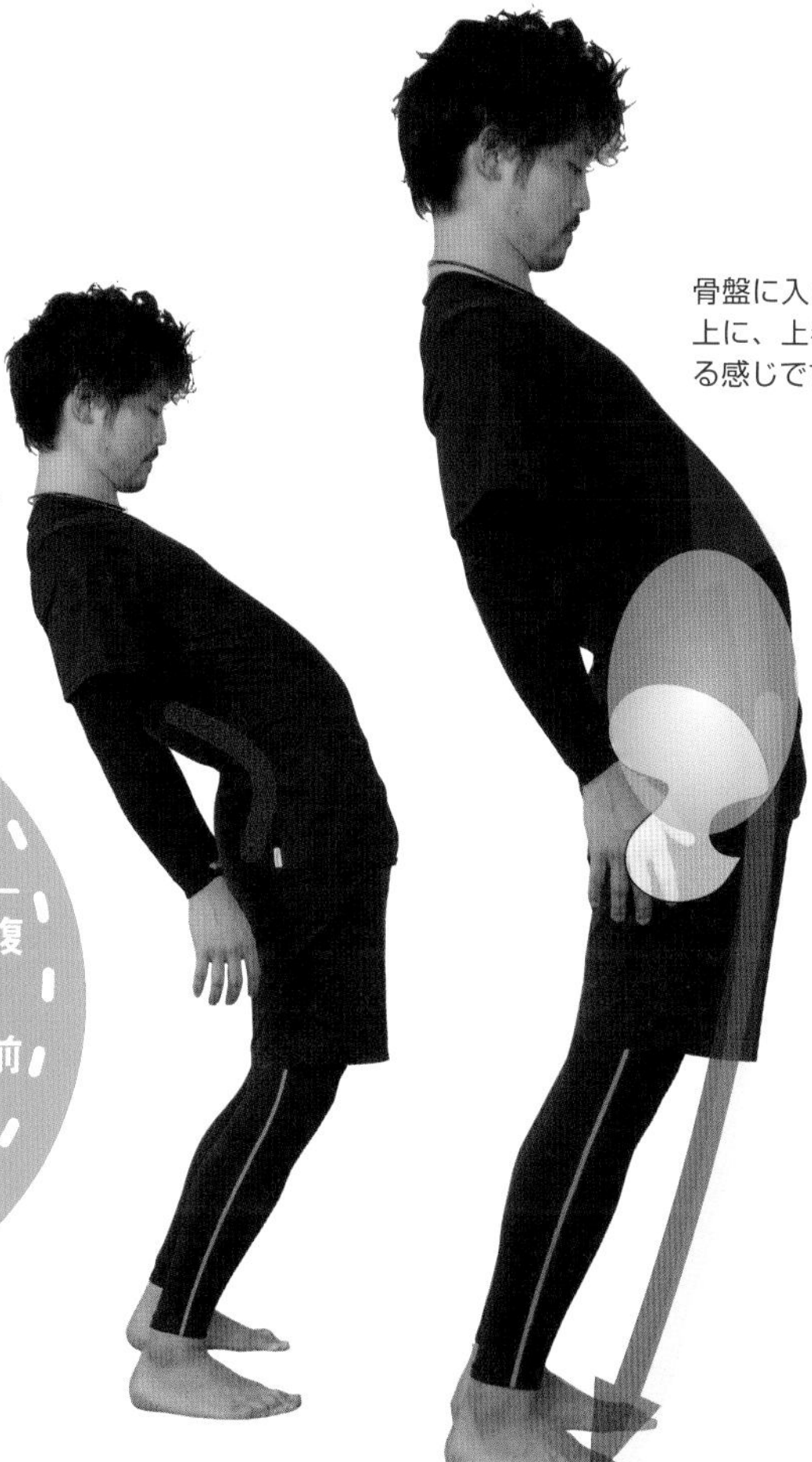

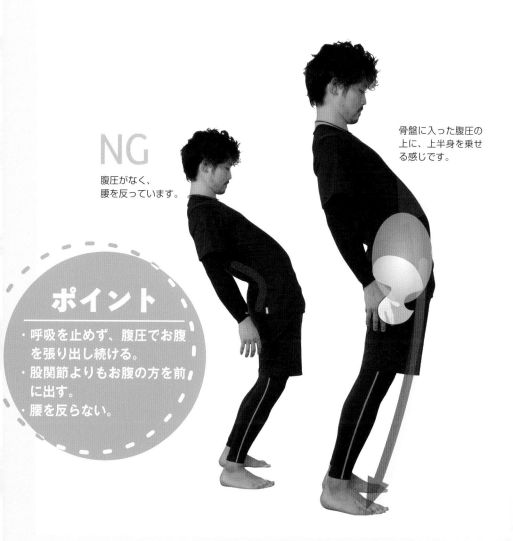

NG

腹圧がなく、
腰を反っています。

骨盤に入った腹圧の
上に、上半身を乗せ
る感じです。

ポイント

- 呼吸を止めず、腹圧でお腹を張り出し続ける。
- 股関節よりもお腹の方を前に出す。
- 腰を反らない。

ステップ④「胸」

上に引っ張られる意識で胸を張る

股関節、お腹（腰椎）を十分に前方に張り出したら、そのまま胸椎を伸ばしていきます。前に張り出しつつ、上に引っ張られる意識をもち背骨の長さをキープしましょう。

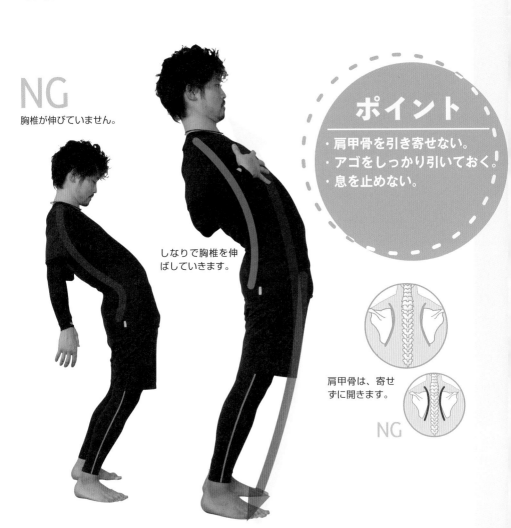

NG

胸椎が伸びていません。

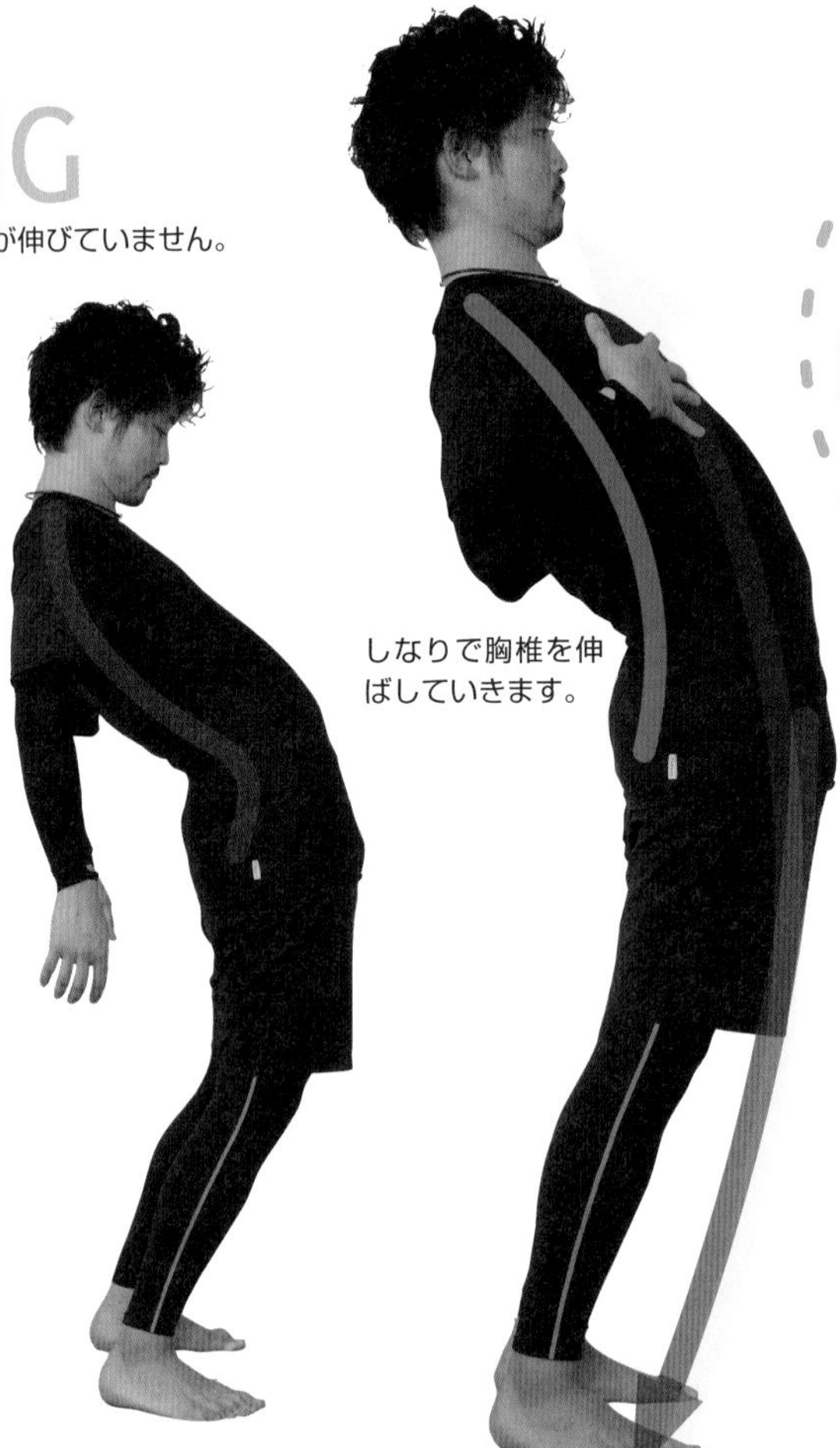

しなりで胸椎を伸ばしていきます。

ポイント

- 肩甲骨を引き寄せない。
- アゴをしっかり引いておく。
- 息を止めない。

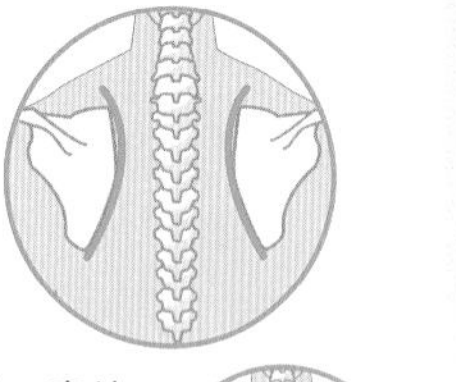

肩甲骨は、寄せずに開きます。

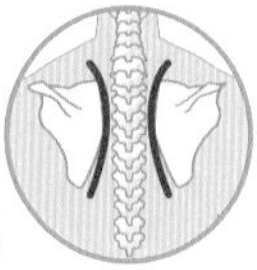

NG

ステップ⑤「腕」

肘を伸ばしたまま後ろにまっすぐ引く

動かしにくい胸椎の動きをうまくリードするためには腕の使い方が重要です。「長く伸びてしなっていく」後屈のためには、肘を伸ばしたまま、後方に引っ張られるように伸ばしていきます。

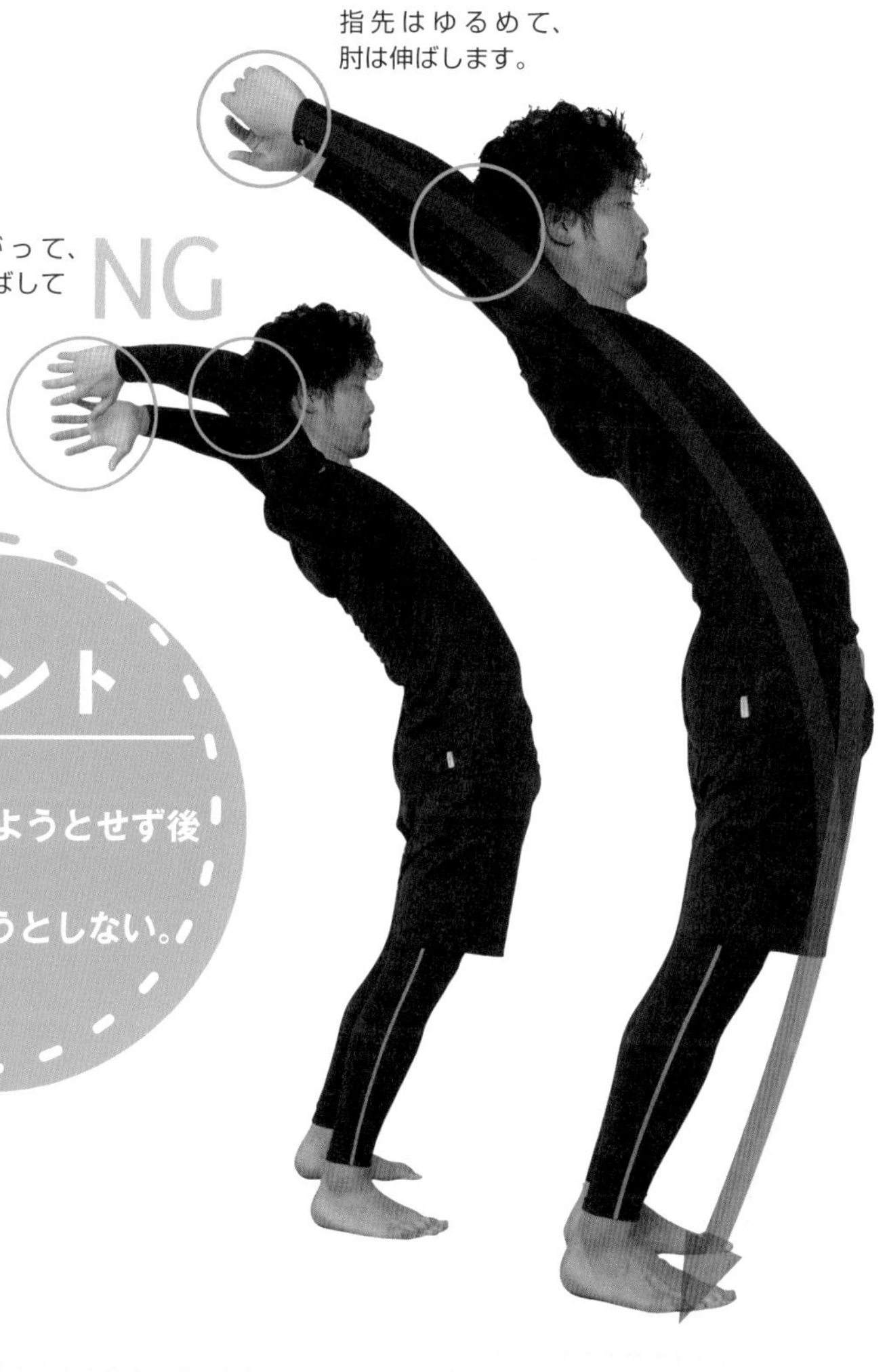
指先はゆるめて、
肘は伸ばします。
肘が曲がって、
指先を伸ばして
います。
NG

ポイント

- 肘を曲げない。
- 腕を下に下げようとせず後方に引く。
- 指先を伸ばそうとしない。

ステップ⑥「首」

アゴを引き 首を下から動かす

胸椎がしっかり伸びるまでは、アゴを引いて胸につけておき、胸椎が伸びるのに合わせて、下から順番に動かしていきます。目線のリードで、首を反らすのではなく、伸ばしましょう。

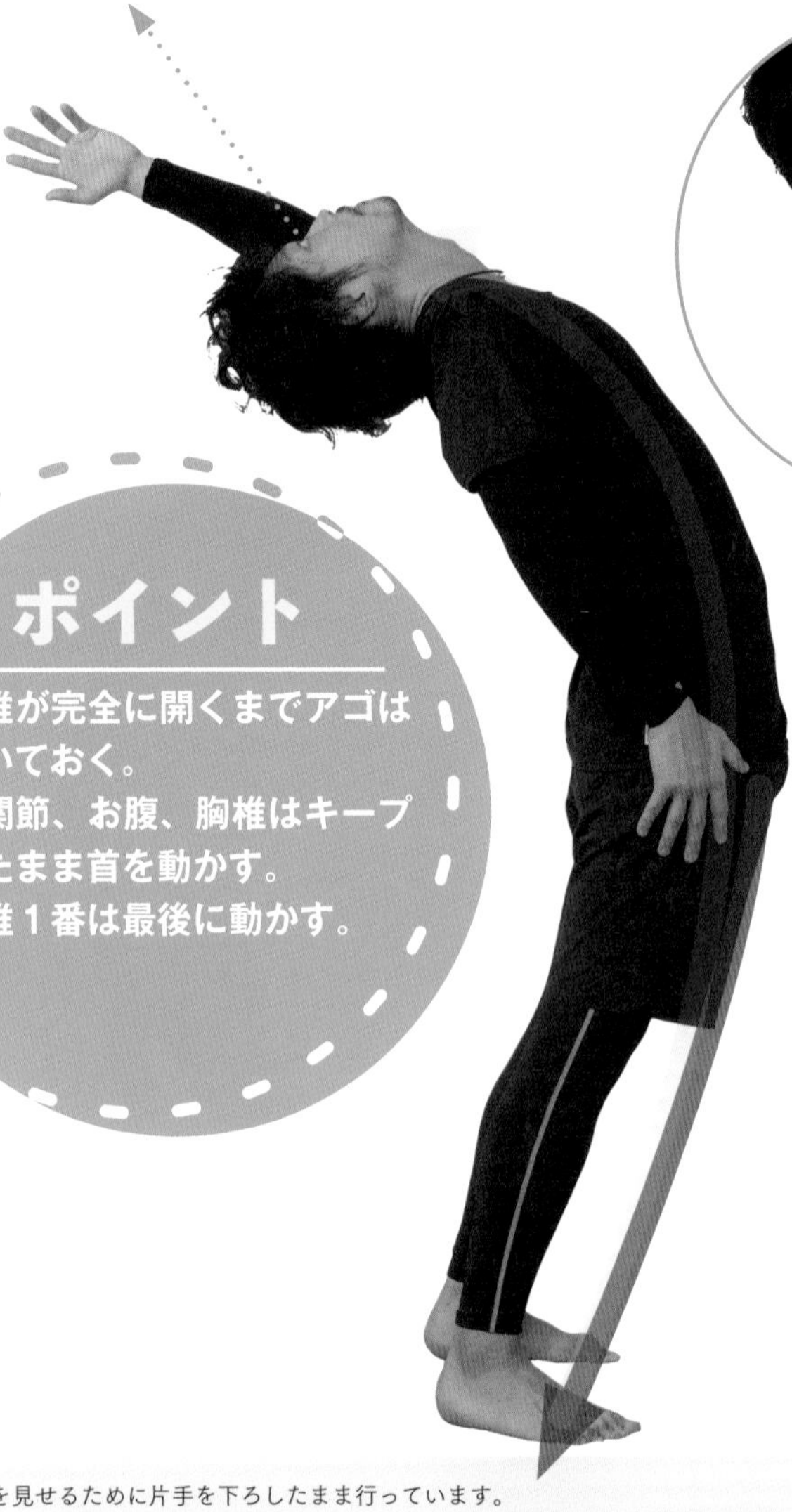

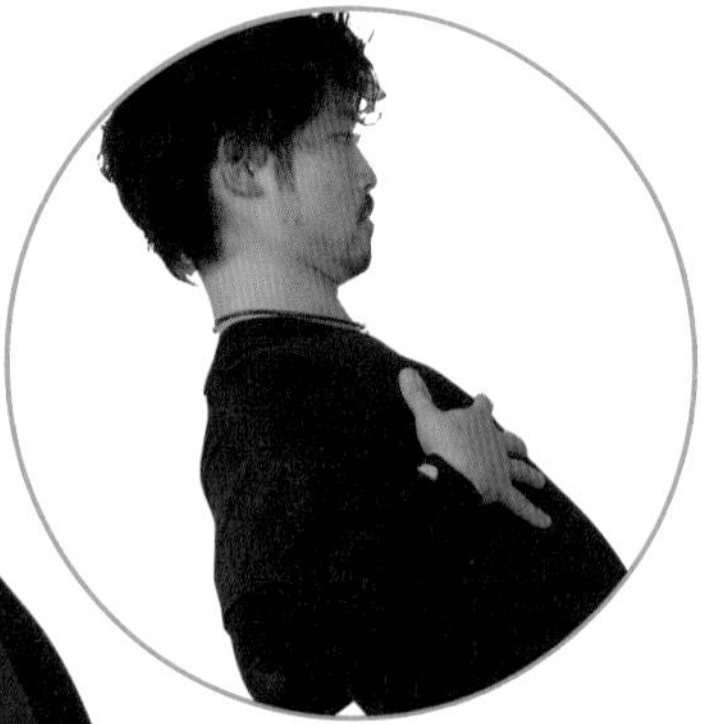

胸椎がしっかり伸びるまでアゴは引いたままです。

ポイント

- 胸椎が完全に開くまでアゴは引いておく。
- 股関節、お腹、胸椎はキープしたまま首を動かす。
- 頚椎１番は最後に動かす。

※ここでは首を見せるために片手を下ろしたまま行っています。

後屈の完成！

これで完成です！正しい後屈ができた目安は終わったあとに、

・すっきり感がある。
・視界が明るくなる。
・背が伸びた気がする。

といった感覚があることです。

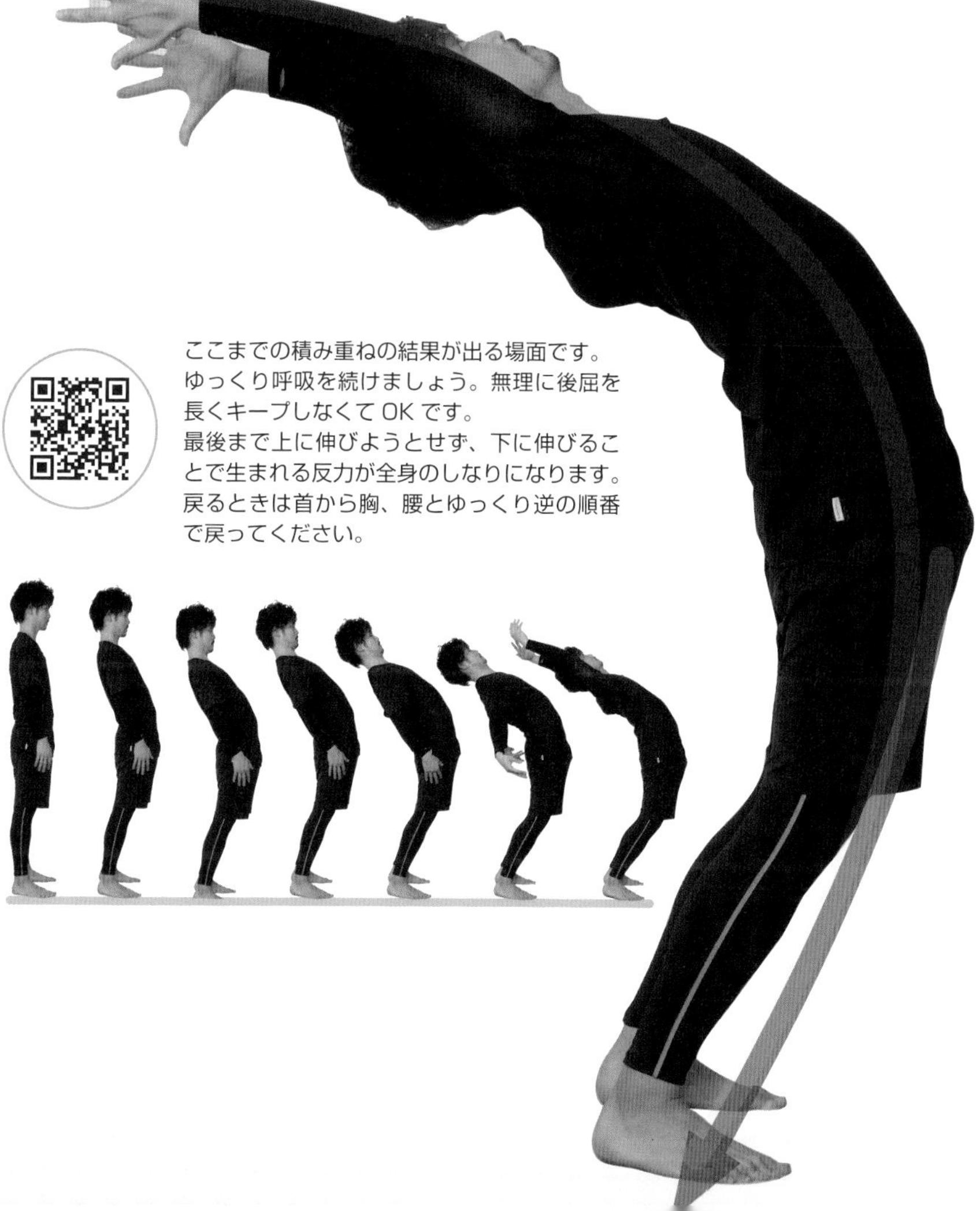

ここまでの積み重ねの結果が出る場面です。
ゆっくり呼吸を続けましょう。無理に後屈を長くキープしなくてOKです。
最後まで上に伸びようとせず、下に伸びることで生まれる反力が全身のしなりになります。
戻るときは首から胸、腰とゆっくり逆の順番で戻ってください。

やってみたけど、上手くいかないときは？

大事なのは正しく動かすこと

実際に後屈にチャレンジしていかがだったでしょう？

もし、動作のなかで腰・首の違和感や、呼吸が止まることがあったら、それは動きが間違っているサインです。

その場合は、

- **重心が前にあり床からの反力があるか。**
- **腹圧が抜けていないか。**
- **肩甲骨を寄せていないか。**
- **肘や膝が曲がっていないか。**
- **背骨のエロンゲーションは意識できているか。**

をチェックしてみましょう。

上手くいかないときの
チェックポイント！

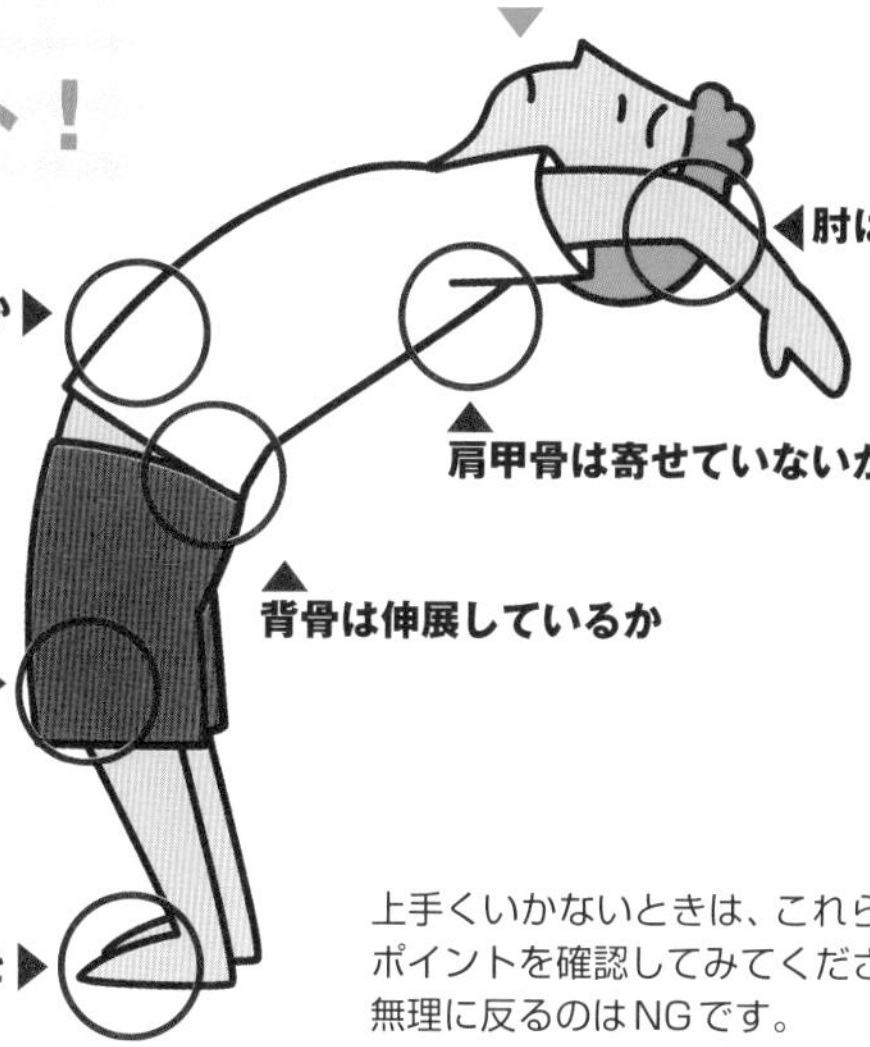
呼吸が止まってないか
肘は曲がっていないか
腹圧は抜けていないか
肩甲骨は寄せていないか
背骨は伸展しているか
膝は曲がっていないか
足指でしっかり床を押せているか

上手くいかないときは、これらのチェックポイントを確認してみてください。焦って無理に反るのはNGです。

また、固さの出やすい足首、股関節、胸の動きを引き出すために、それぞれのステップを見直すのもおすすめです。

そして、**呼吸が止まっている場合は、「動作が努力的になっている」というサインです。**努力的になるほど自然な動作から遠ざかっていると考えて、無理に「反ろう」「伸ばそう」とすることをやめましょう。**角度は気にせず、正しい順番で、気持ちよく動かすことだけを大事にしてください。**それができていればＯＫです！

一見簡単そうな後屈を丁寧に練習するだけでも、反り腰や猫背、肩・腰の痛みの改善が期待できます。

それは、後屈のような動作の基本は「日常生活における動作の基本」でもあるため、動作全般に効果が波及するからです。

ですから普段の座っている姿勢や立ち姿勢をいちいち意識して修正する代わりに、後屈を行っているだけで、自然に正しい姿勢を身につけることができるのです。

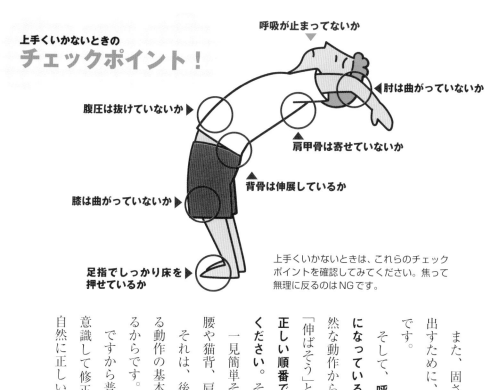

「試してみたけれど、自分にはまだ難しいかも……」

という人もいるかと思いますが、安心してください。

後屈ができることよりも、胸や首の下部といった日頃動かせていない部位を動かすことが大切です。


焦ることなく、一つひとつのワークをじっくり練習してみてください。ステップを繰り返すことで年齢やカラダの固さに関係なく、確実にできるようになります。

ここで、レベルに応じた後屈の目安を紹介しておきましょう。

無理をせず、自分のレベルに合った後屈を目指して、徐々に深めていってください。


また、次のパートでは簡単にできるワークをご紹介しますので、難しいと感じる方はそちらからチャレンジしてみてください。

後屈はどこでもできる一番シンプルな運動ですので、ちょっとの隙間時間で行えます。

カラダとココロのリフレッシュにぜひ活用してください!

後屈初心者から上級者まで

目指すのは正しさ！

慣れるに従って、つい「もっと反ってやろう！」と思いがち。でもあくまで「深さ」は結果。大事なのは「動きの正しさ」です。それを守った上で、ここでは動きの目安を紹介しておきます。

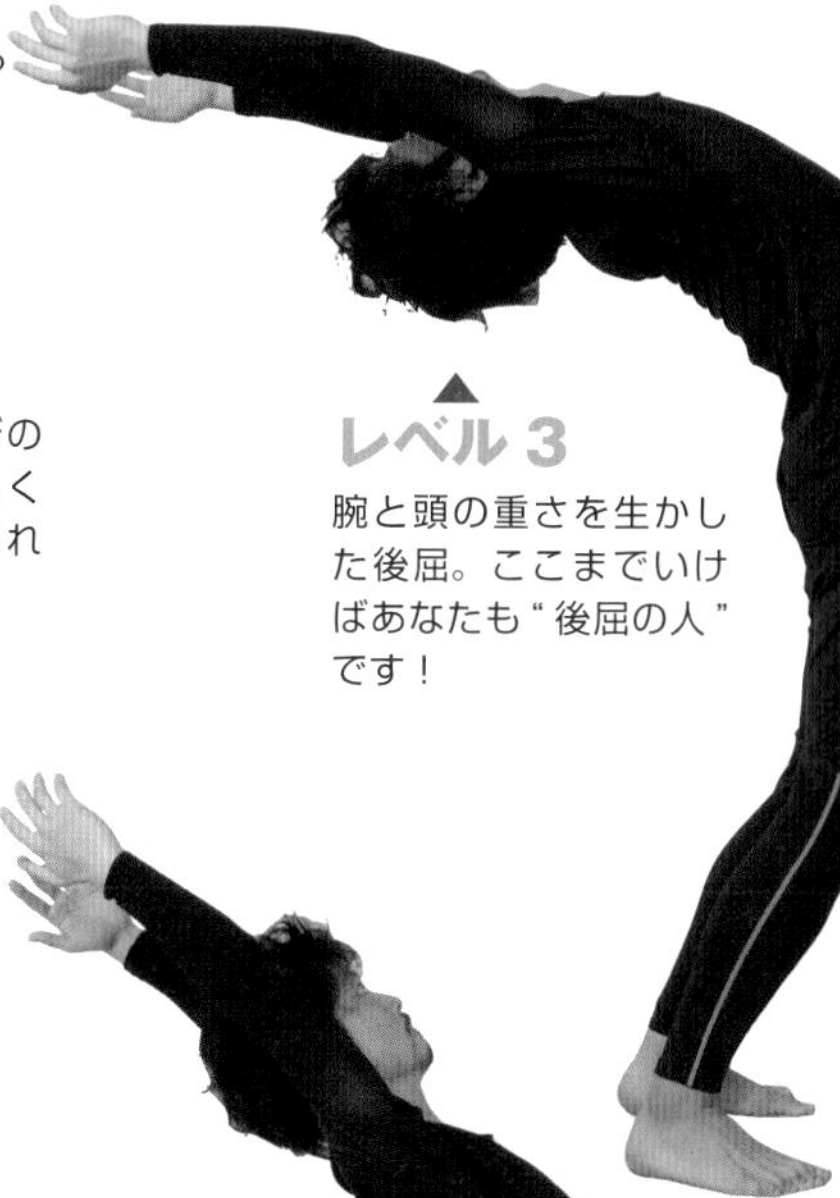

▲レベル 3

腕と頭の重さを生かした後屈。ここまでいけばあなたも“後屈の人”です！

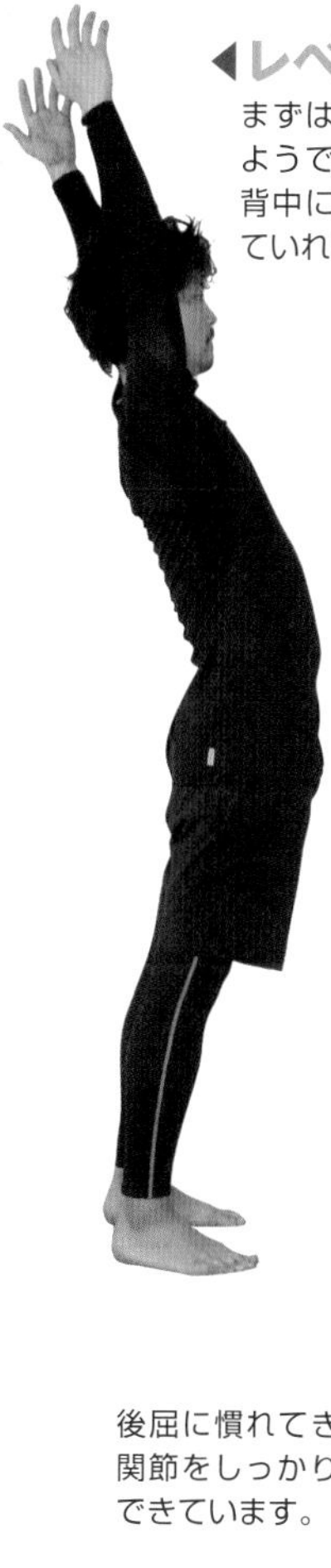

◀レベル0

まずはここから。ほとんど背伸びのようですが、足指から反力が正しく背中に伝えられて、伸びが感じられていればこれで十分です。

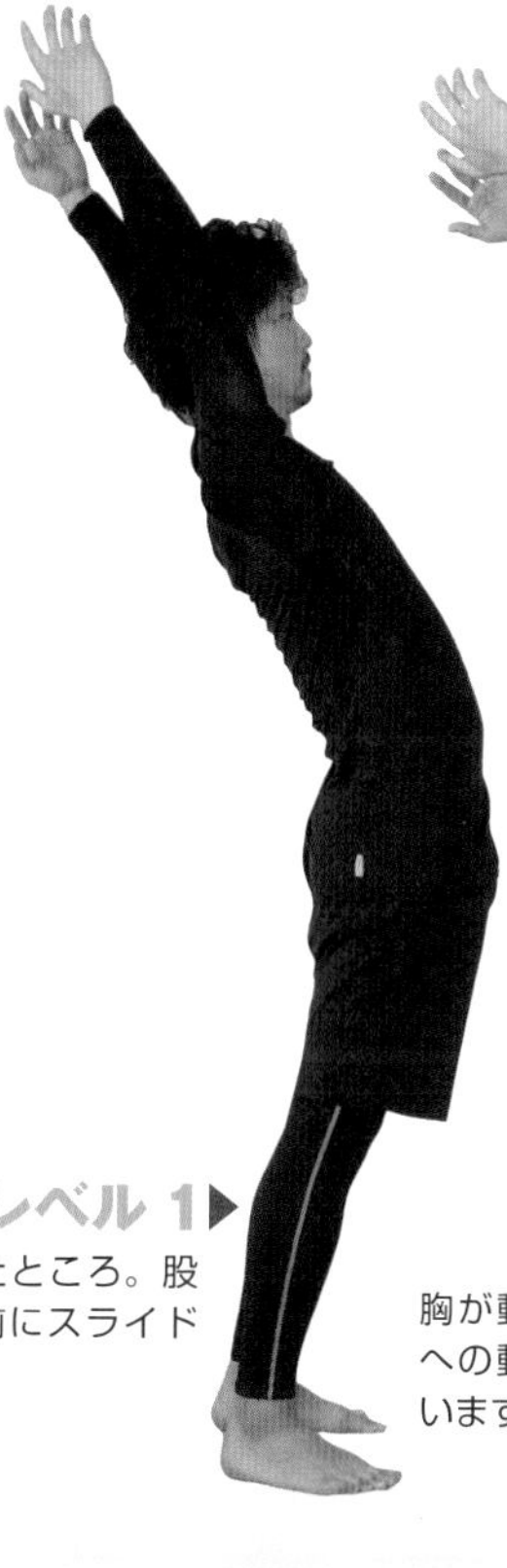

レベル 1▶

後屈に慣れてきたところ。股関節をしっかり前にスライドできています。

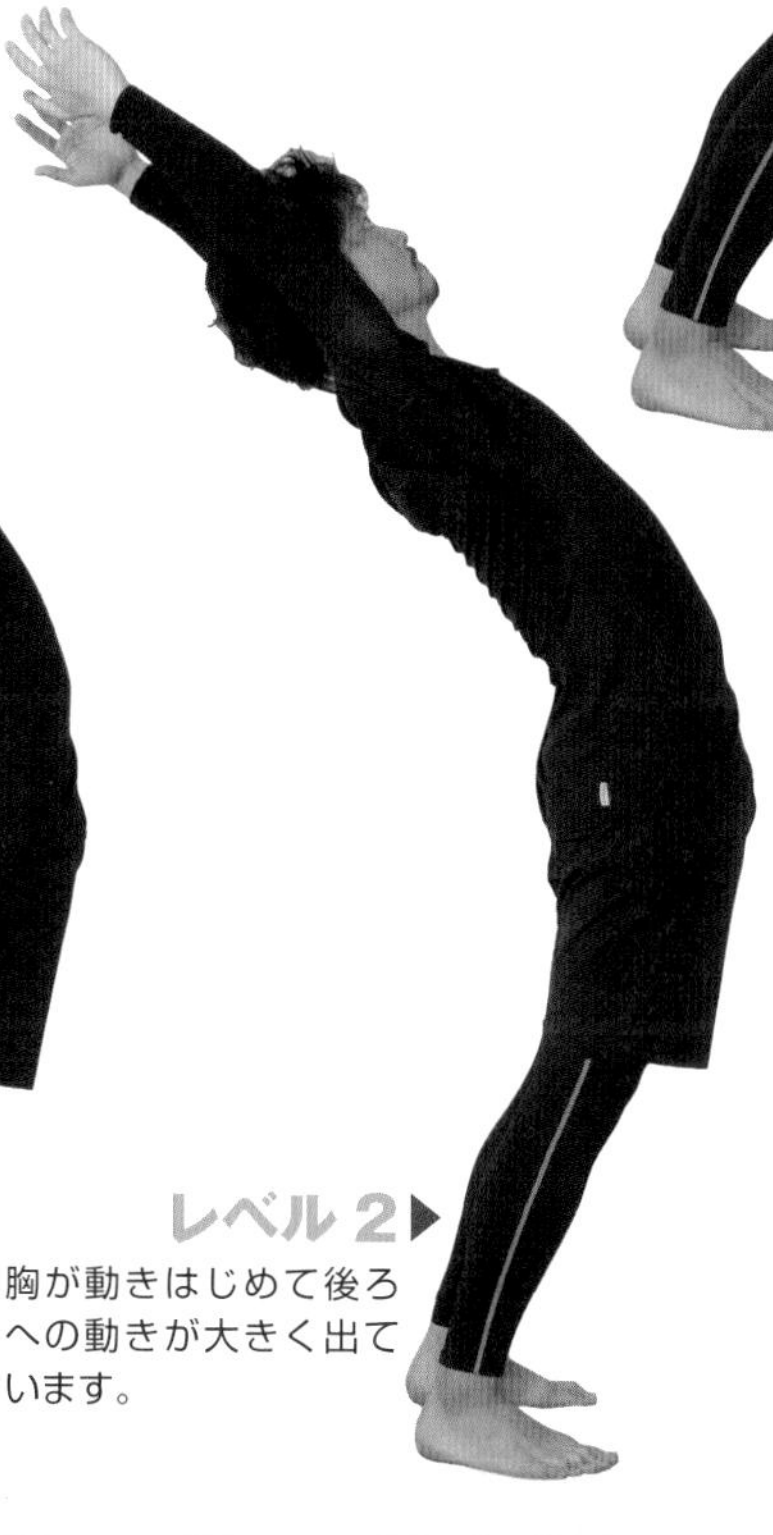

レベル 2▶

胸が動きはじめて後ろへの動きが大きく出ています。

column

「ドローインは産後のリハビリに有効？」

本文で「ドローインでは腹圧が低下する」と紹介しましたが、腹圧が低下するからダメというわけではありません。

逆に腹圧を抑えることで骨盤底筋を収縮させやすくなるというメリットがあり、これが産後のリハビリにとても有効なのです。

出産の際に赤ちゃんが産道を通ることで、骨盤底筋が裂傷を起こします。これをそのまま放っておくと、尿もれや腰痛の原因となるのでリハビリが必要なのですが、その際に腹圧は逆に邪魔な存在となります。

そこで、骨盤底筋ケアとしてドローインを練習し、そこから骨盤底筋のエクササイズへと進んでいくと、産後のリハビリテーションとして非常に有効です。

「どちらがよい」ということではなく、自分で腹圧をコントロールできることが大事なのです。

ドローインで腹圧を抑えると、お産で緩くなった骨盤底筋群が収縮する！

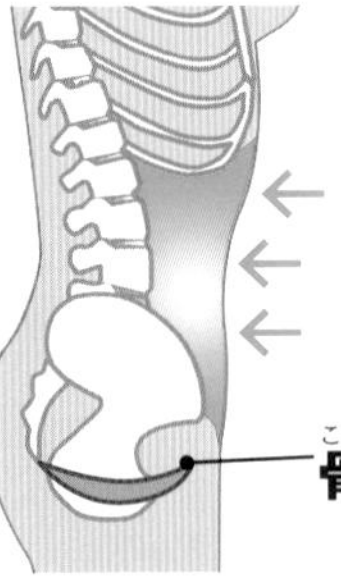

骨盤底筋群は、骨盤の底にある筋肉の集まりで、女性の場合は子宮・膣・膀胱・尿道・直腸といった臓器をハンモックのように支えています。
出産や更年期を迎え、女性ホルモンが低下すると、この筋力が弱まり、尿もれをはじめとする尿器系のトラブルの原因となります。
ドローインはこの骨盤底筋群のケアに有効です。

PART.4

フォローアップで後屈を楽しむ！

実際に後屈をやってみていかがだったでしょう？
ここでは後屈後におすすめの回旋運動と、補助ワーク、
そして上級者向けのブリッジを紹介します。

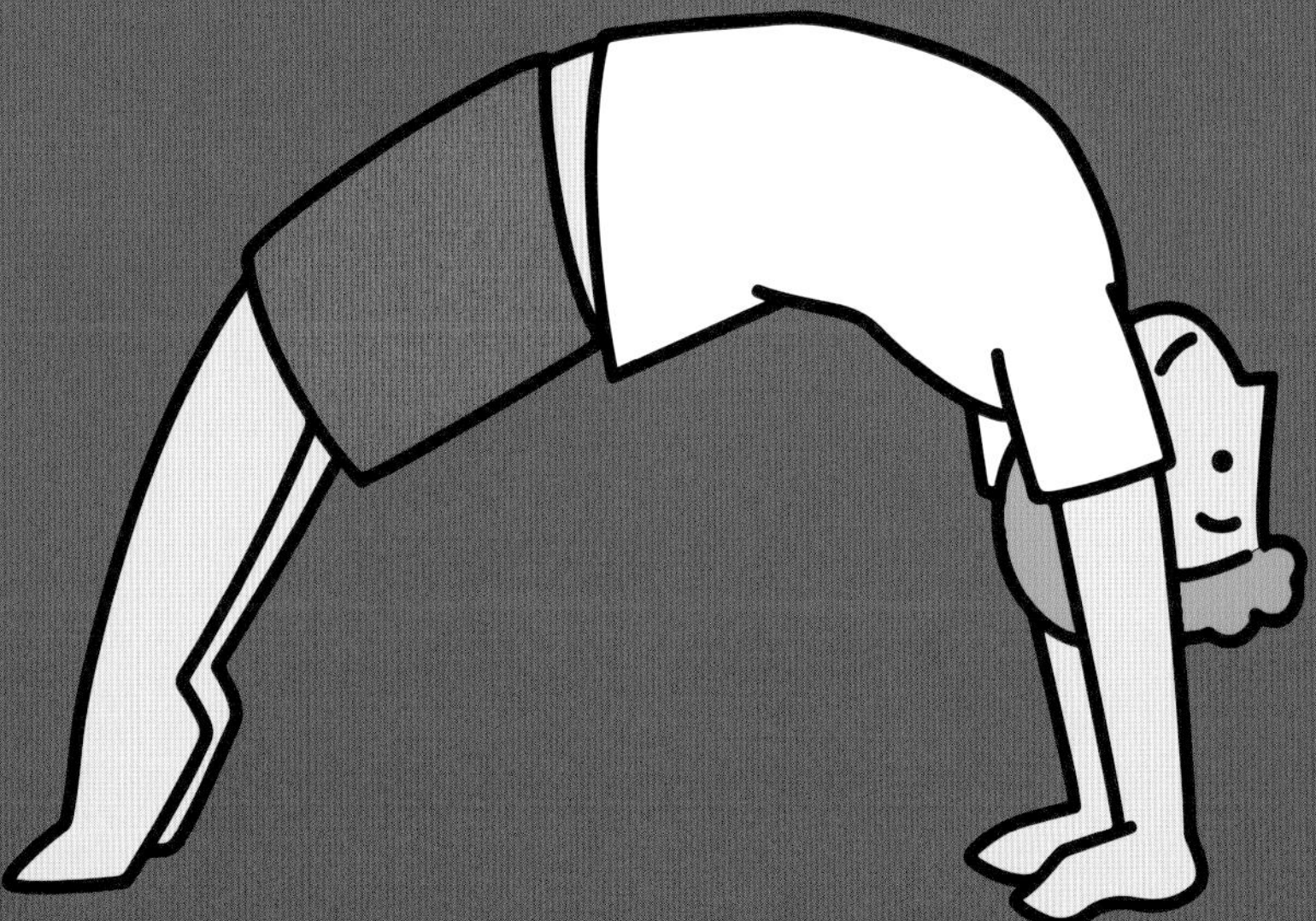

後屈とセットでやろう！

後屈のあとは〝回旋〟がおすすめ！

日々後屈を指導するなかで「後ろに反るだけではバランスが悪い気がするので、前屈も一緒にした方がいいですか？」という質問を受けることがあります。

結論から言いますと、後屈のあとの深い前屈は背骨に負担がかかるのでNGです。巷のヨガクラスでも、後屈のカウンターポーズ※として前屈を行うことがありますが、この流れはあまり好ましくありません。

理由は、後屈も前屈も脊柱を圧迫する動作だからです。

そこで**私がおすすめするのは回旋《かいせん》動作です。カラダを捻る回旋動作には、背骨にかかった圧迫ストレスを軽減する働きがあるのです。**

ですから、後屈のカウンターポーズとして回旋運動をすることでカラダのバランスが整うのです。

ちなみに、前屈運動は後屈動作よりも、背骨の椎間板をより強く圧迫するというデ

※バランスをとるために別の動きをすること。

後屈のあとにおすすめ

回旋運動で整える！

**後屈のあとにおすすめなのはカラダを
左右に回す回旋運動です。
力を抜いてゆったりと行ってください。**

ータもあるので、注意が必要です。

特に猫背の方は常にゆるやかな前屈姿勢をしていることになるので、圧迫骨折のリスクが高いと言われています。そうした方にも回旋運動はおすすめです。

ぜひ**後屈とセットでトライしてみてください。**

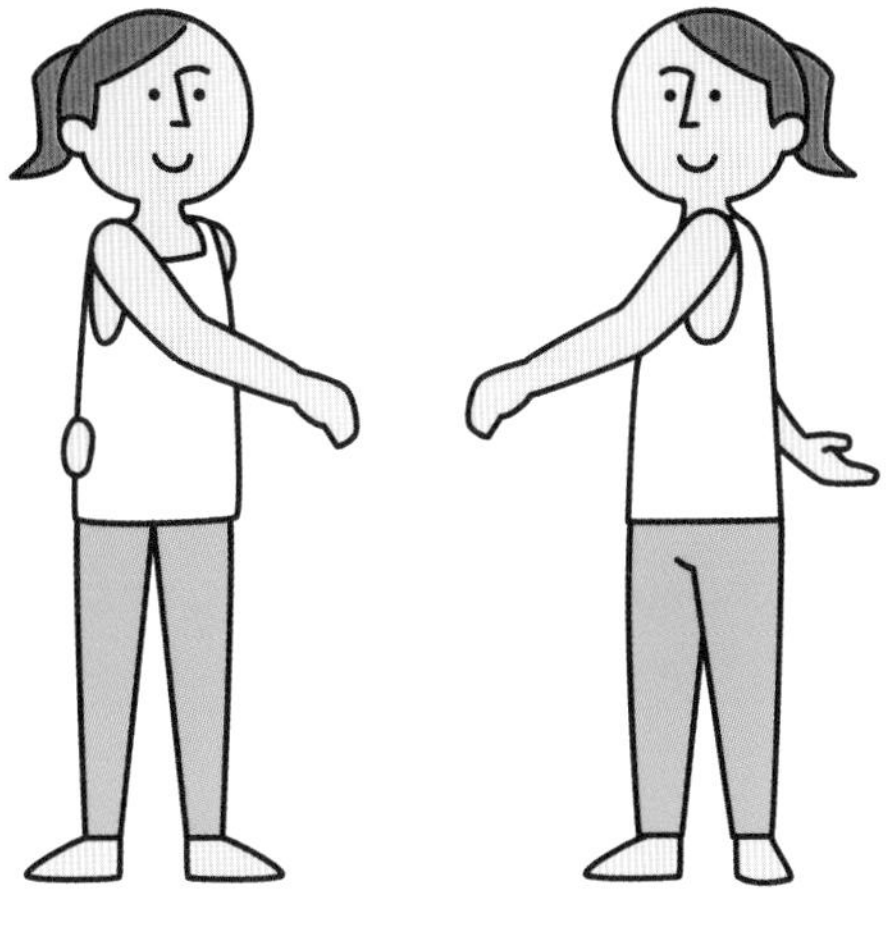

「カラダを後ろに反ったのだから」とやりがちなのが前屈ですが、実は NG です。
回旋運動でバランスをとりましょう。

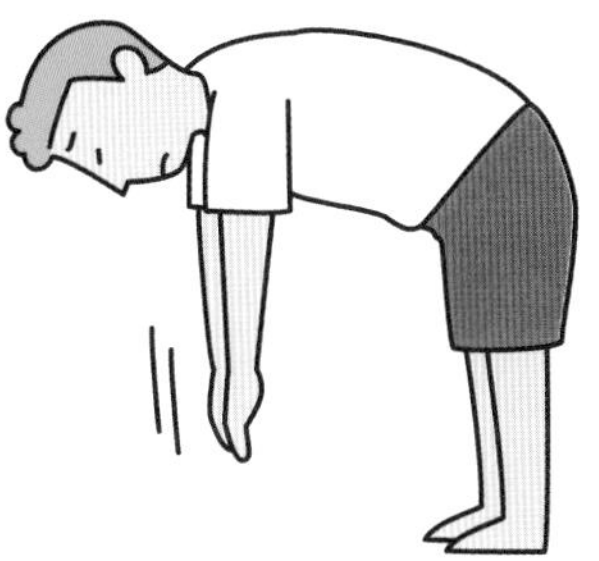

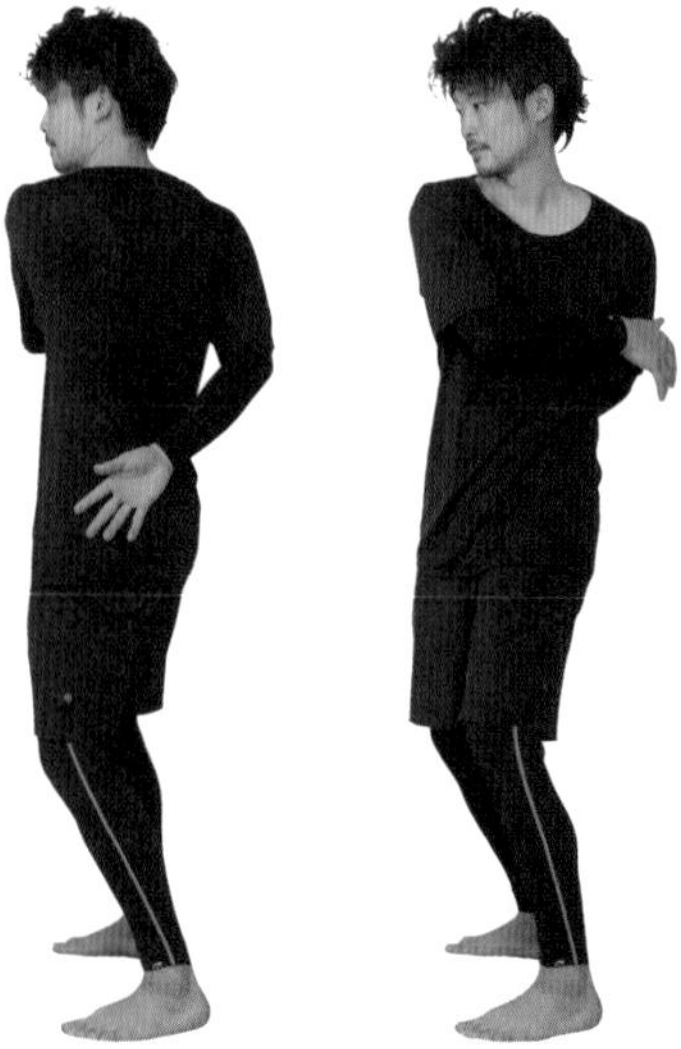

横から見た動き

力を抜いた腕が、カラダにまとわりつくイメージで行います。
顔は正面を向いたままです。

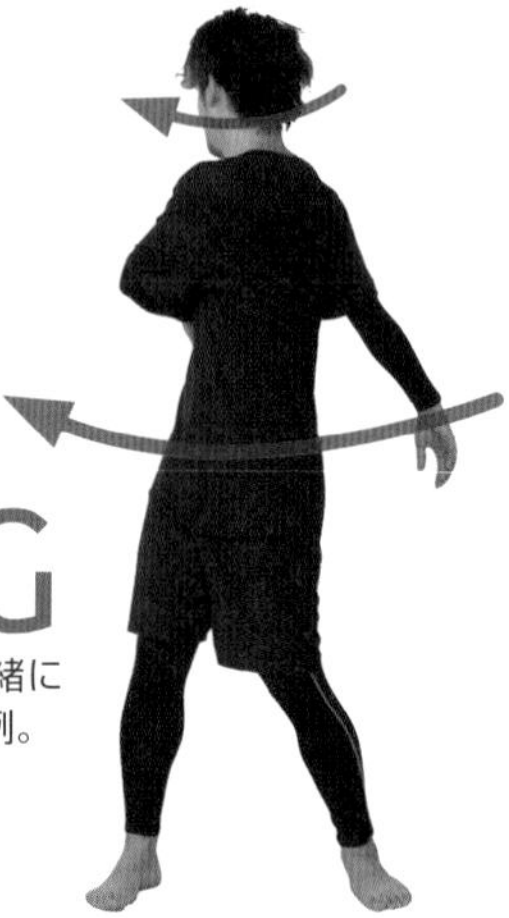

NG

カラダの動きと一緒に顔を動かした悪い例。

4

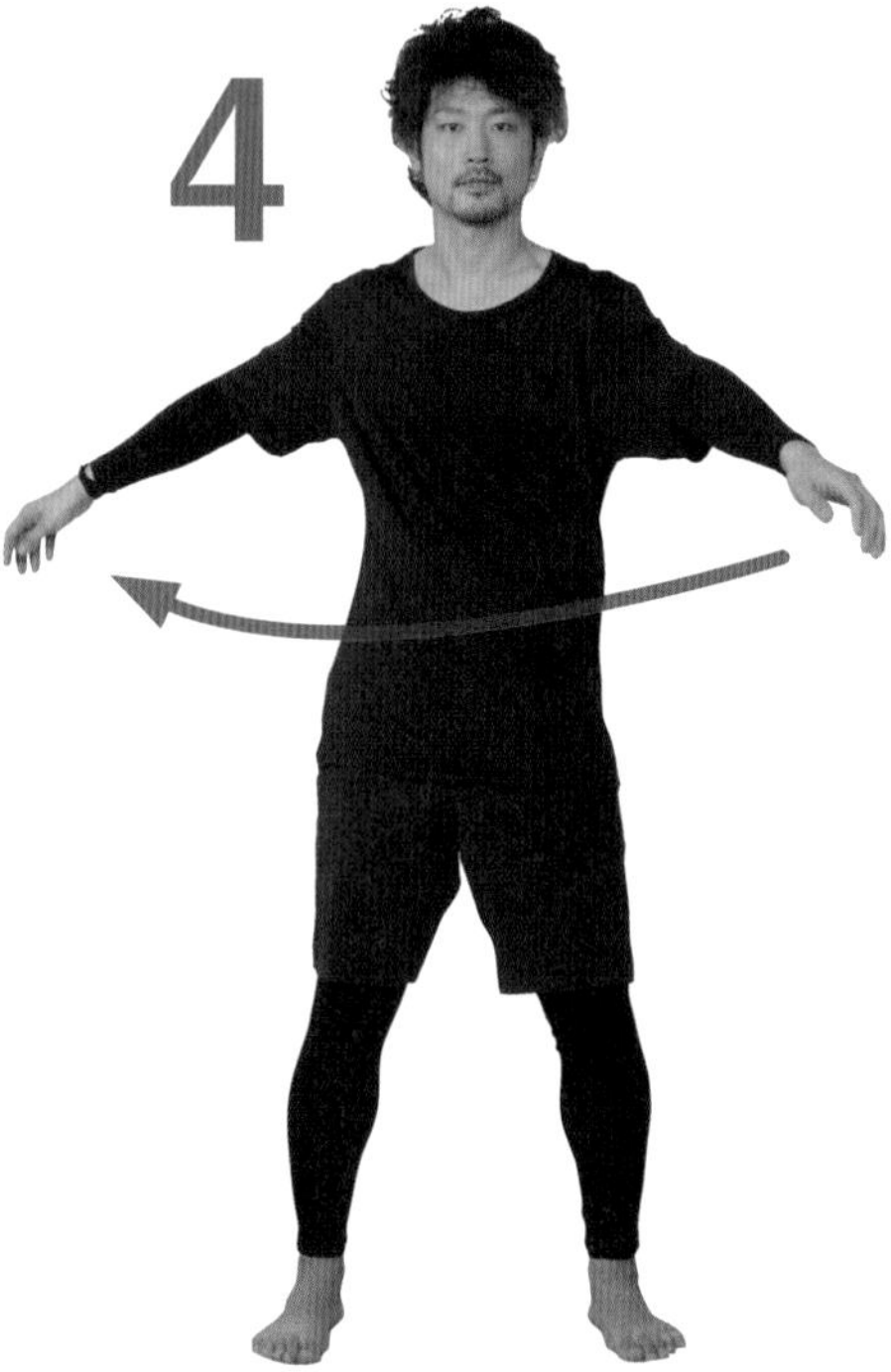

5

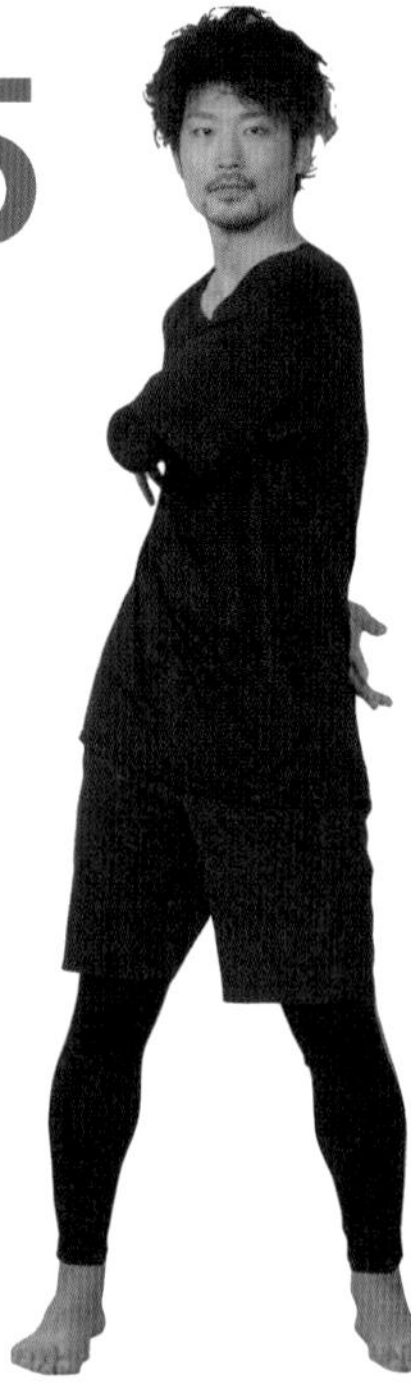

回旋運動のワーク

後屈とセットで行ってほしいのが回旋運動です。
背骨を軸に、でんでん太鼓のようにカラダを振るだけ！
これだけで背骨のストレスが軽くなります。

❶ 肩幅で立ちます。
❷～❺ カラダを左右に回します。肩から指先までダランと力を抜き、手をでんでん太鼓のように振ります。これを30秒ほど行いましょう。

Check
・膝は軽く曲げた状態で、スネが床に対して垂直に立っているのが理想。
・全身をリラックスさせて行いましょう。
・顔は正面に向いたまま、首から下だけを動かしましょう。

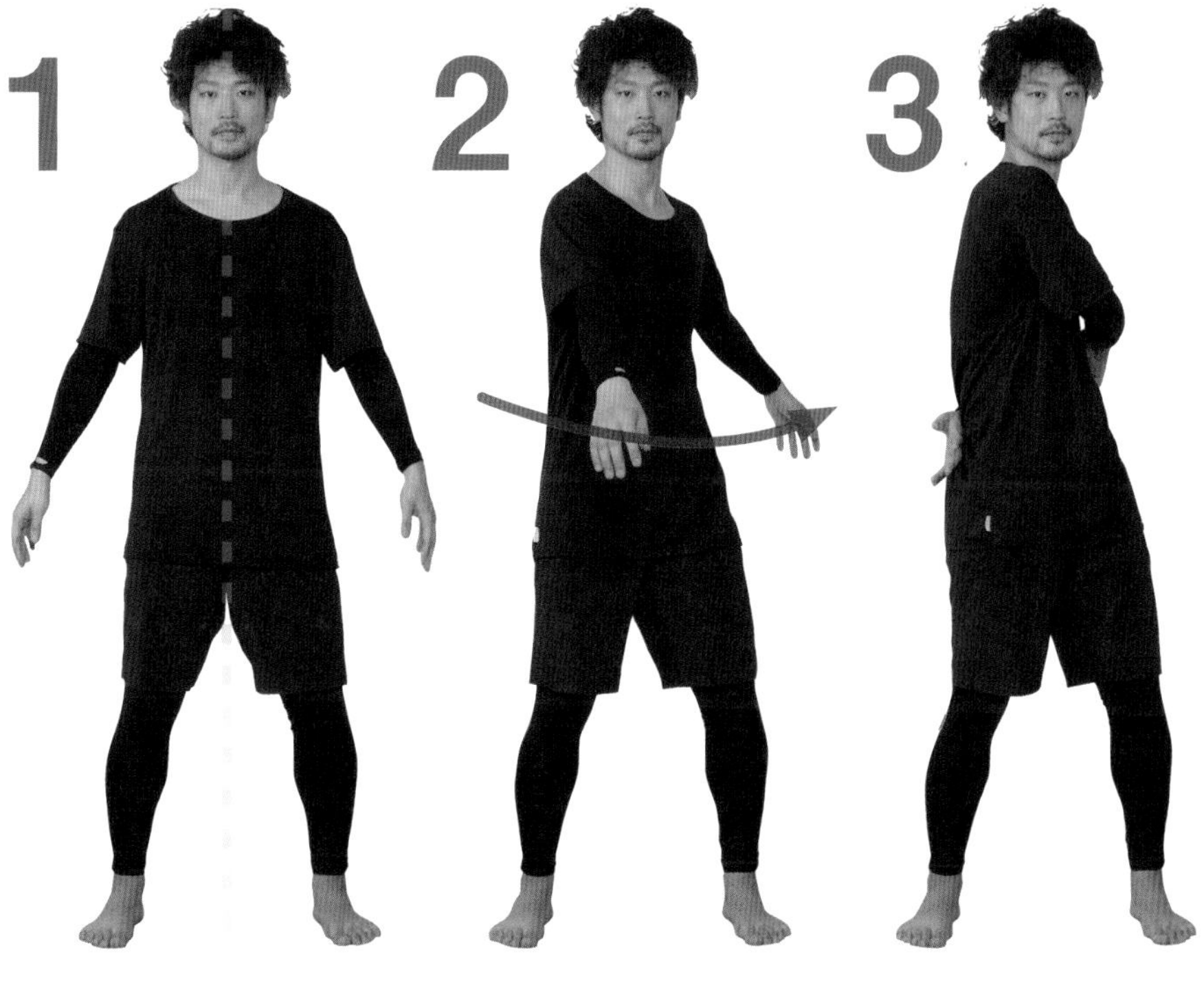

後ろに反るのがどうしても恐い人におすすめ

寝て行う、腰を反らない後屈

私の教室には色々な方がいらっしゃり、なかにはほとんど運動経験がない人や、病気やケガなどでカラダが固くなっている方もいます。

そんな人に後屈を指導すると、一番先に出てくるのが、

「カラダを後ろに反らすのが恐い！」

という声です。恐い原因も色々ですが、突き詰めると、

「腰を痛めそうで恐い」

ということになるようです。

実は腰には感覚受容器という痛みを感じるセンサーがたくさんあるため、カラダの他の部分に比べて痛みや違和感が出やすいのです。ですから恐いのは当然なのです。

なかでも**腰痛持ちの方の多くに共通しているのが、大腰筋の緊張です。**

腰椎の横に付着しているカラダの大黒柱となる筋肉で、背骨からお腹側に走行する

背骨を前後から支える筋肉
大腰筋と背筋群

私たちの背骨は帆船のマストのように、前後を大きな筋肉に挟まれています。
腰痛の原因のひとつに、前側の筋肉・大腰筋を緊張させすぎることで、このバランスがくずれていることがあります。

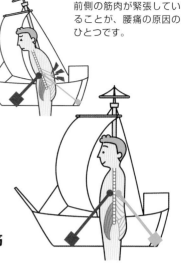

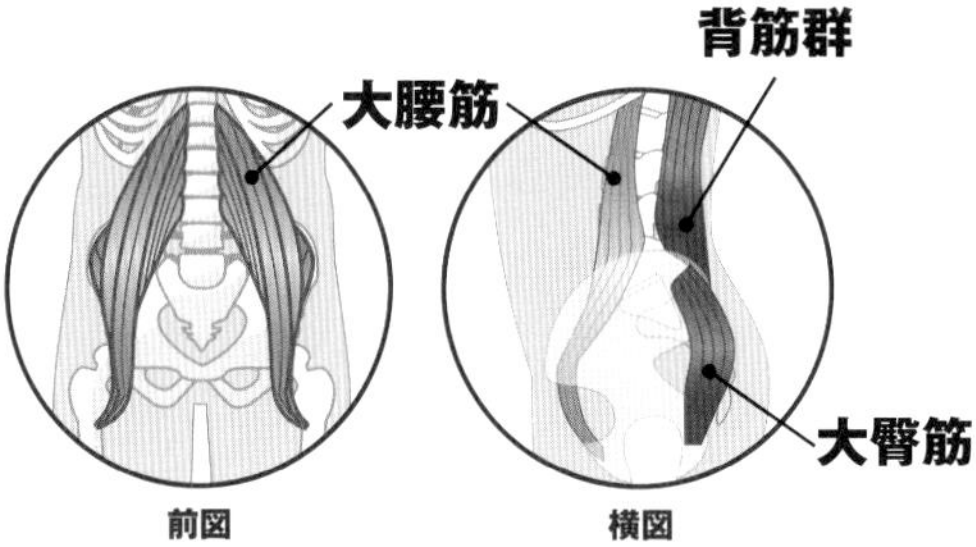

名前の通り腰の筋肉です。

この筋肉は、帆船が帆を張るマストのように、前から背骨を支えるように働き、姿勢のバランス調整を行っています。腰痛の多くは背中側で発生するのですが、実は前側の大腰筋が固く緊張することで背骨が前方へ引っ張られ、その結果、背中の筋肉（広背筋・大臀筋などの背筋群）が固まり痛みを引き起こしているのです。

腰痛のあるなしに関わらず後屈動作が恐いと感じる原因は、この大腰筋が緊張していることで、背中側の筋肉が固まっているため、無理に動かそうとすると恐怖を感じるわけです。

そこでここでは、大腰筋をゆるめる簡単なエクササイズをご紹介します。腰痛持ち、反り腰の方もできて非常に効果の高いエクササイズですので、ぜひお試しください。また胸と首のエクササイズも一緒に紹介しておきます。

簡単エクササイズ「腰」

長時間椅子に座るうちに固まってしまった大腰筋。
そんな人におすすめのワークがこちらです！
理想の後屈を目指して、柔らかい腰を手に入れましょう！

床にうつ伏せになって行うワークです。

❶ 下腹部に握りこぶしを入れた状態でうつ伏せに寝ます。
❷❸ 膝を立てて、足を左右に 10 回倒します。
❹ 膝を 3 秒浮かせて下ろす動作を 3 回繰り返します。左右行います。

Check
・エクササイズ前後で腰を動かしてみてください。動きが軽くなるのを実感できるでしょう。
・呼吸を止めずに行いましょう。

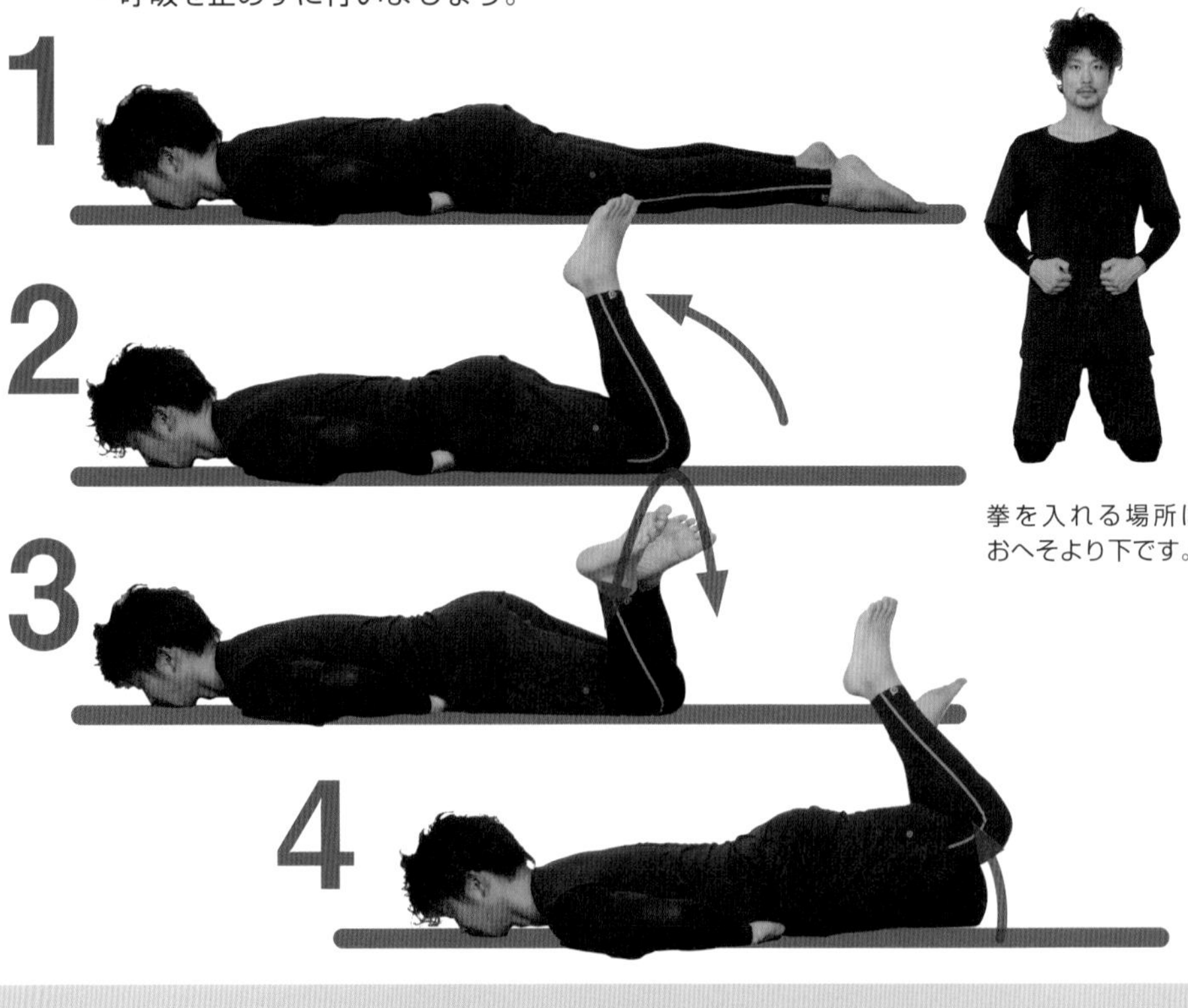

拳を入れる場所は、おへそより下です。

簡単エクササイズ「胸」

**わかっていてもなかなか動かないのが胸・胸椎。
ここの動きの悪さは腰痛の原因にもなるので、
しっかり行いましょう！**

壁を使ったワークです。

1 壁を背に空気椅子のように、お尻で壁に寄り掛かります。
2 お尻が離れないように注意しながら、肘で壁を押し胸（胸椎）を動かします。
3 この状態を２～３呼吸キープします。

Check

・空気椅子の深さによって負荷が変わるので、まずは浅いところから、徐々に深くしていってください。
・肘はみぞおちラインの高さで、脇が開かないように注意しましょう。

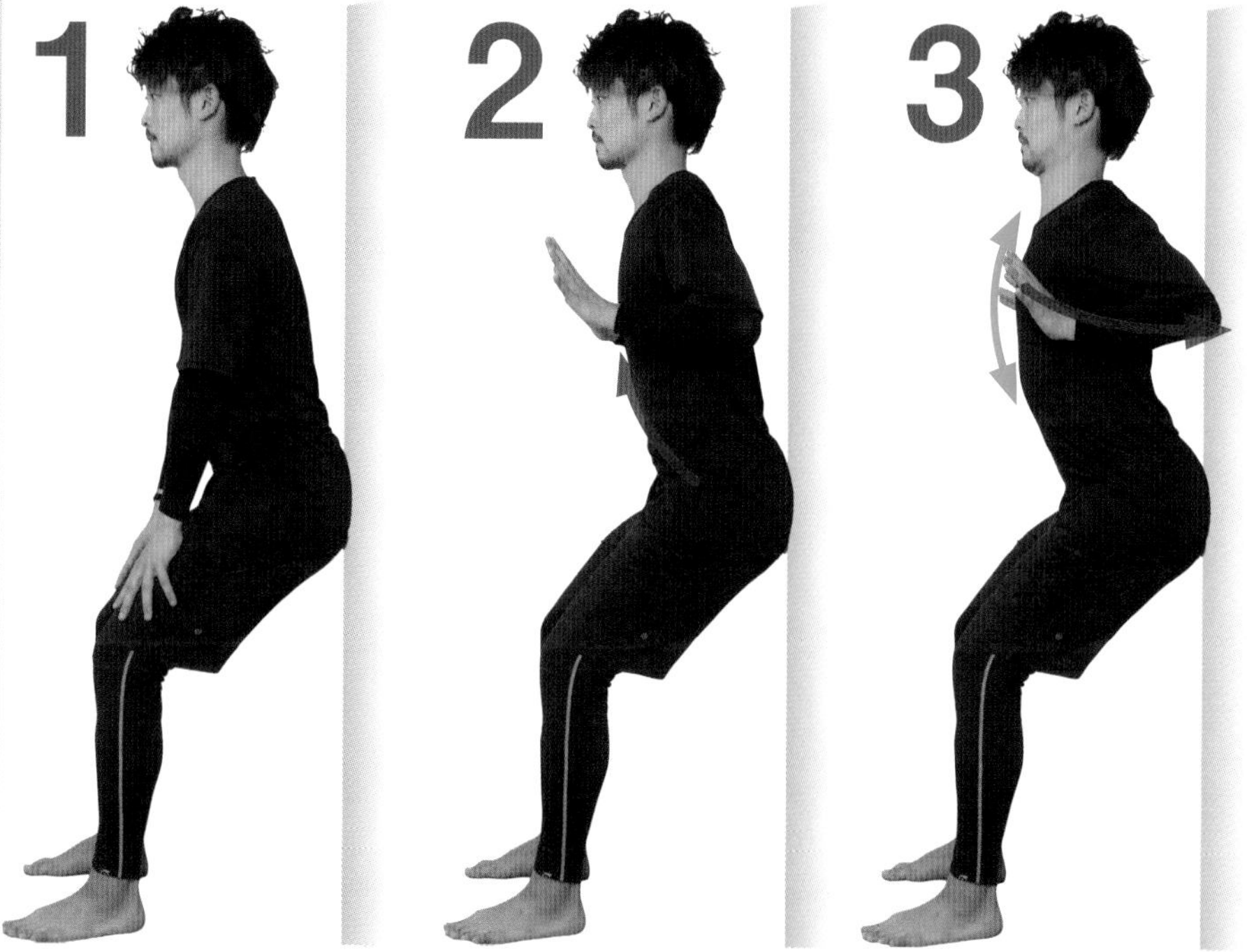

簡単エクササイズ「首」

肩こりや頭痛などに悩んでいる人の多くは、
首の下側（頚椎 5・6・7 番）が動かせていないことが原因。
ここで紹介するワークで首の協調性を蘇らせましょう！

椅子に座ったままで行えるので、デスクワークの休憩時間にもおすすめです。

1. 椅子に座って、クロスした腕で、首の付け根に触ります。
2. そのまま触った位置を意識して、根元から首を後ろに動かしていきます。
3. 頚椎を下から順番に動かす意識で、目線の移動で天井を見上げます。そのまま 3 呼吸キープ。肩は上げず、むしろ肩が落ちるにしたがって、首が伸びる感じがあれば OK です。

Check

・動くときに呼吸を止めないように注意しましょう。

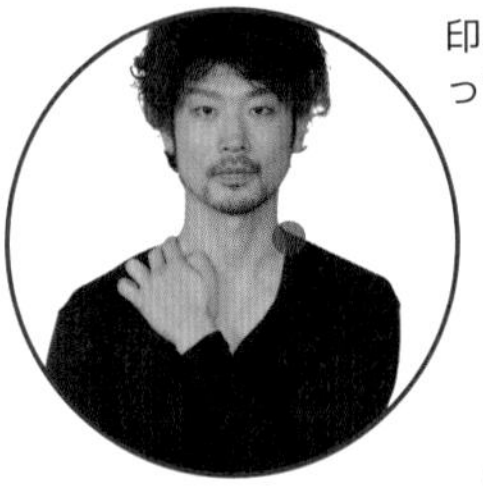

印の場所を指先で触って行います。

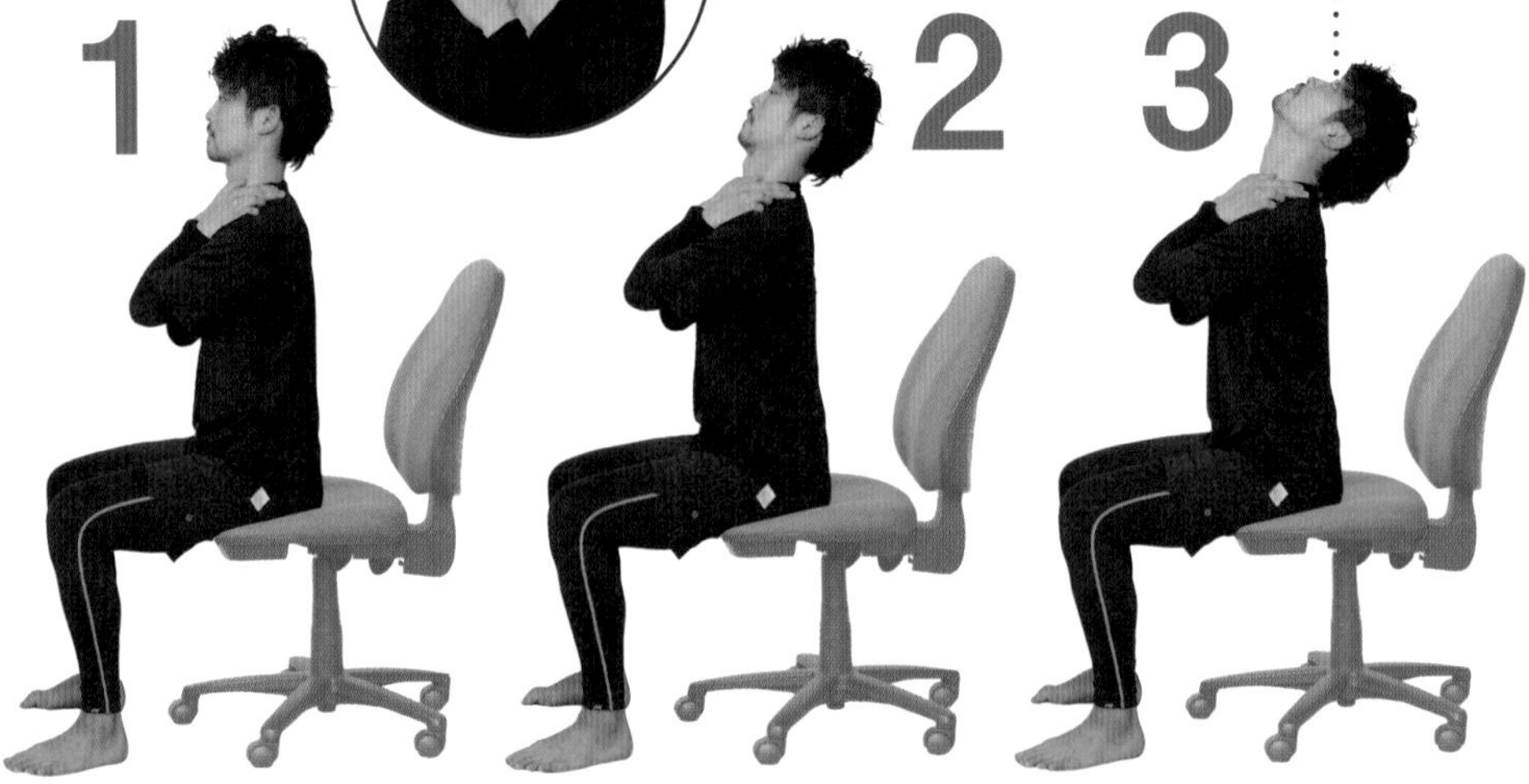

column

「首を反らすと気分が悪くなる？」

本書をお読みの方で、美容室のシャンプーで、首を反らして頭を流し台にセットしている間に「具合が悪くなった」という経験がある人はいませんか？

実はその症状はスタンダール症候群（*The Stendhal Syndrome*）といって、1817年にフランスの作家スタンダールが、イタリアのフィレンツェに旅行で訪れた際に、サンタ・クローチェ聖堂で天井画を見上げていたときに、突然、恍惚感をともなう眩暈《めまい》に襲われたことから名付けられました※。

原因は頭が上を向くことで椎骨動脈を圧迫し、小脳や脳幹、後頭葉などに血流がまわらなくなることだと考えられています。

これを防ぐには、長時間首を後ろに反らさないことは当然ですが、首を反る際に頚椎を下から順番に動かすことも重要です。

心当たりのある方は、この機会に正しい首の動かし方を覚えておくといいでしょう。もちろん無理に行うことはNGです！　最初は１日１～２回からはじめましょう。

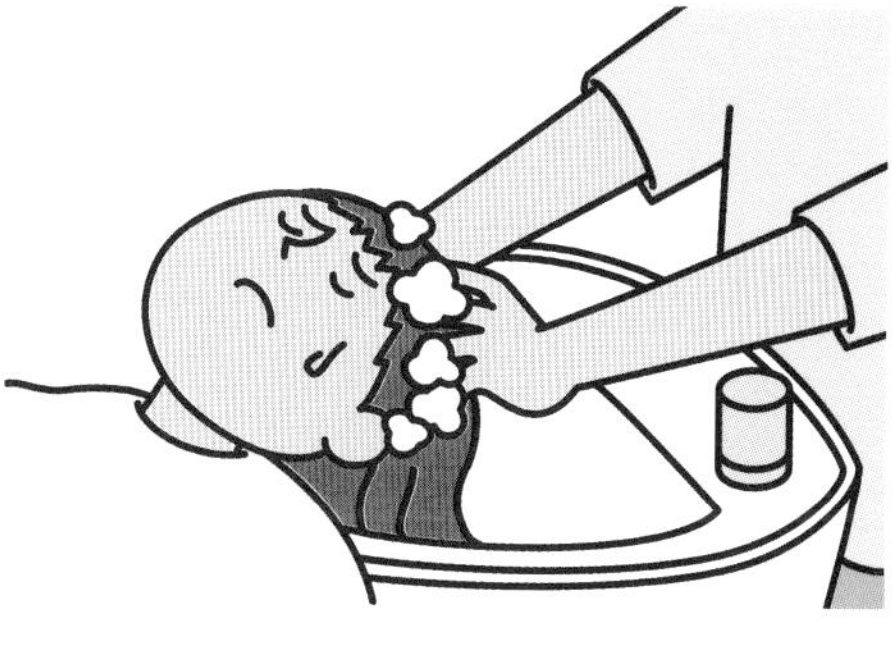

首はとてもデリケートな場所ですので、普段の生活でも気をつけましょう。

＊ 1989年にイタリアの心理学者グラツィエラ・マゲリーニが命名しました。

腰が弱い人に共通する弱点

これで解決！ 太ももを強くしよう

「慢性的な腰痛に悩まされている」「運動をすると腰を痛める」という方には、共通する弱点。それは「太もも」です。

カラダのなかでも、太く、力の強い太ももの筋肉（大腿四頭筋）は、後屈をする上でも重要な筋肉です。ここまで「背骨の柔軟性には、下半身の支えが大事」と書いてきましたが、**腰痛や後屈ができない、苦手な人のほとんどが、太ももの「筋持久力」、筋肉を連続して使う能力が圧倒的に低下しています。**

これをアップするのにおすすめなのが空気イスです。

地味ですが太ももの強化には最適で、それぞれの体力に合わせて行えるのが魅力です。まず30秒、次に1分を目指して頑張りましょう！

ここでは空気イスと一緒に、寝たまま行える橋のポーズも紹介しておきます。

どちらも腰痛の改善はもちろん、冷え性や高血圧にも有効ですので、毎日の日課としてぜひ取り入れてみましょう。

簡単エクササイズ「太もも」

加齢で衰えがハッキリ出る「太もも」。
後屈に大事なのはもちろんですが、
腰痛や高血圧の解消にも大事なパーツです！

壁を使って行う「空気イス」です。

1 膝と股関節を90°に曲げた状態で壁にもたれます。そのまま腰を反らず、呼吸を止めないよう注意しながら30秒キープします。慣れてきたら1分、2分、3分と時間を延ばしていきましょう。

床に寝て行う「橋のポーズ」です。

1 できるだけカカトをお尻に近づけた状態で膝を立て、手は床について仰向けに寝ます。
2 骨盤で床を押し、下の背骨から頚椎まで順番に持ち上げていきます。3呼吸キープしたら、背骨を上の方から腰椎まで順番に下ろします。

Check

・どちらも太ももで支えている感覚があればOKです。
・「橋のポーズ」で痛みや違和感がある場合は、背骨を持ち上げる順番を意識することと、スネが床に対し垂直か確認しましょう。
・空気イスがキツイ場合は、足を開いて行うと楽になります。

空気イス

1

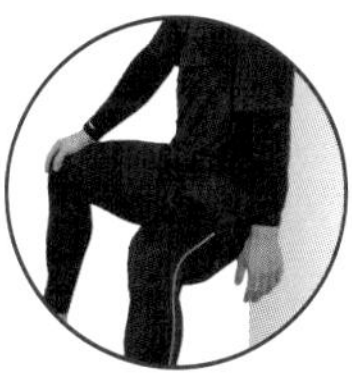

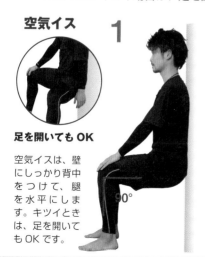

足を開いてもOK

空気イスは、壁にしっかり背中をつけて、腿を水平にします。キツイときは、足を開いてもOKです。

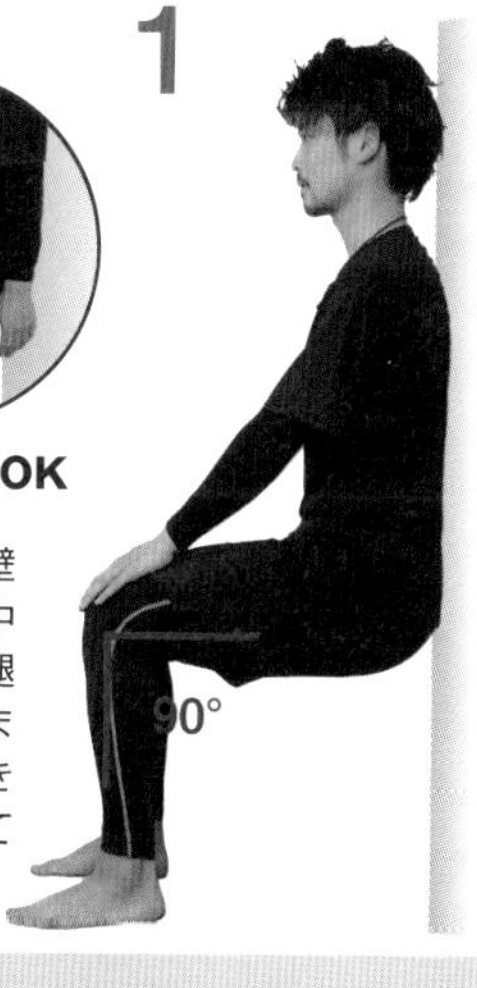

橋のポーズ

橋のポーズは、骨盤を後ろに倒すイメージで、胸から膝までを真っ直ぐにします。

1

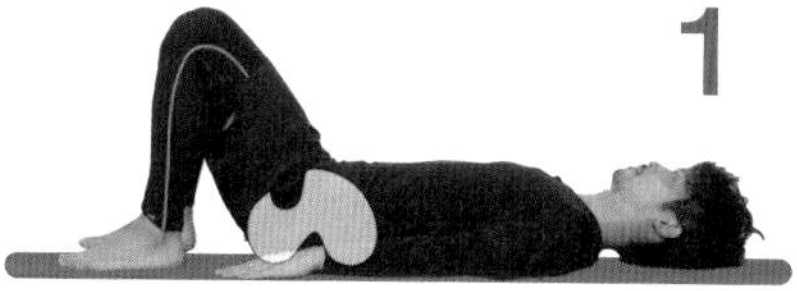

2

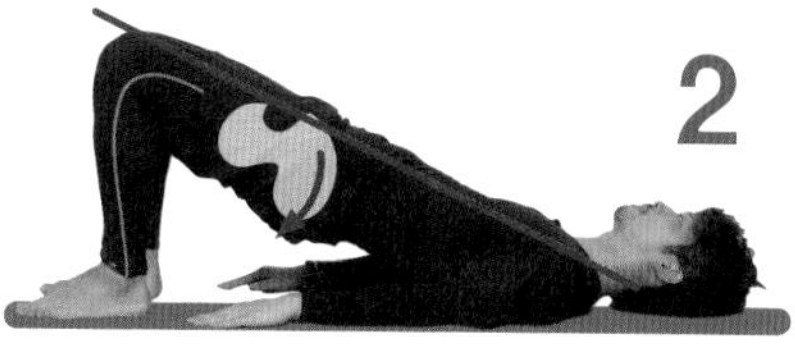

背骨を動かすのなら、実は一番合理的
上級編　ブリッジに挑戦！

後屈動作をさらに高めたいという**上級者の方におすすめなのが「ブリッジ」です。**

ブリッジは、下半身と上半身で床を強く押した力の反作用を利用して全身を反る動作で、最も背骨の存在感を感じることのできるパワフルな動作です。

少し専門的な話になりますが、関節のスムーズな動きを引き出すには、オープンキネティック チェーン（Open Kinetic Chain:OKC）よりも、クローズドキネティック チェーン（Closed Kinetic Chain:CKC）の方が効率的です。

CKCは、連動して動く関節のうち末端が固定された状態で動くことで、手を地面につけて固定した状態で行う腕立て伏せがこれにあたります。

一方のOKCは、固定されていない状態で、ダンベルを使ったトレーニングがこれにあたります。

関節は構造上、ある程度荷重がかかっている方がスムーズに関節運動が生まれるこ

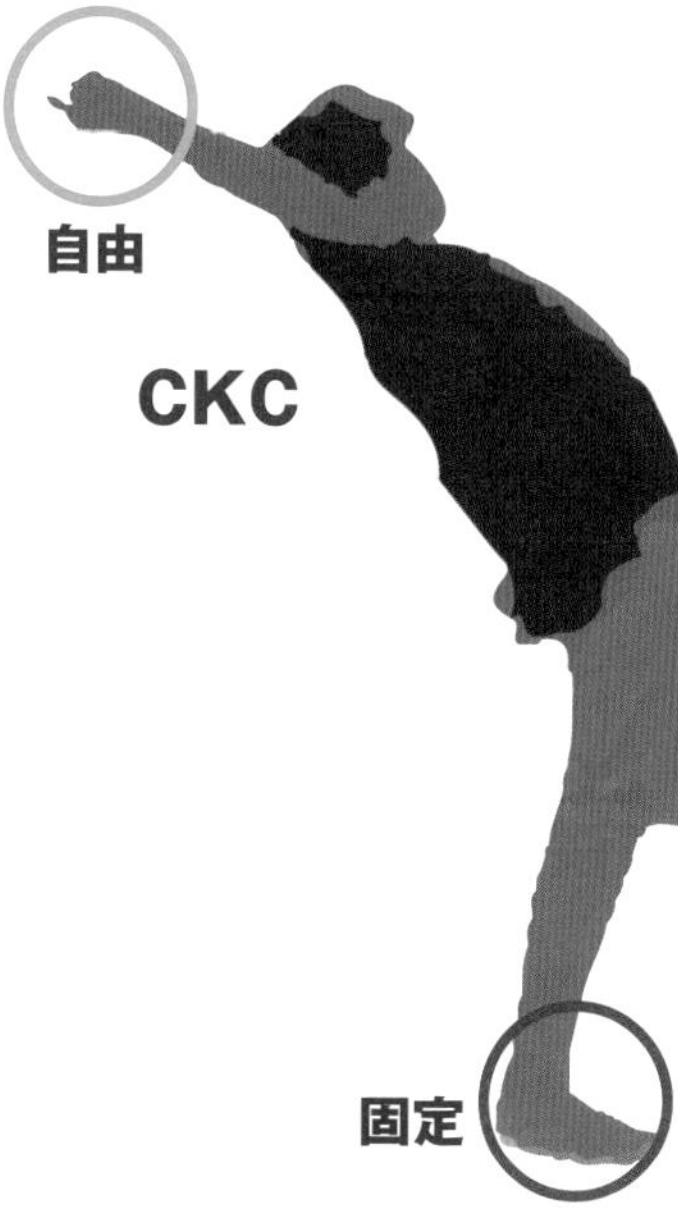

カラダを動かす２つの方法
CKC と OKC

この２つは、どちらが良いというわけではなく、運動の目的によって使い分けます。
CKC は全身の協調性を養うのに適した反面、効かせたい筋肉をピンポイントで動かすのは苦手です。
逆に OKC はピンポイントで効かせられる代わりに、バラバラにカラダを動かすことになります。

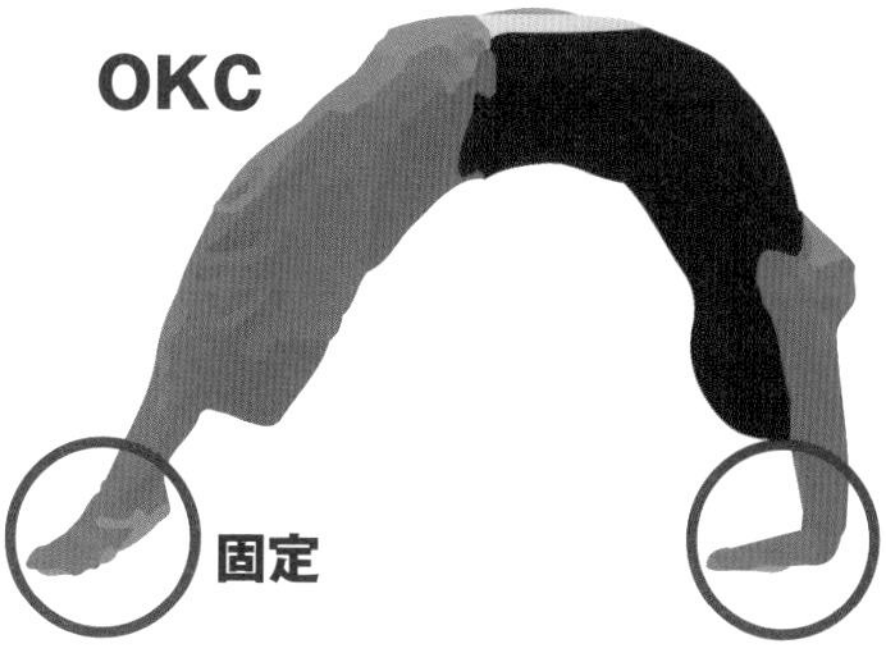

とがわかっています。

ブリッジは、末端の手と足が地面に接して固定されたＣＫＣで、より効率的に関節運動を引き出すことが可能なのです。

ただし効果が高い反面、肩や腰を痛めることの多い動きなので、挑戦するときには注意が必要です。

ここでは動きのそれぞれの段階で、大事なポイントを紹介していますが、実際に行うときには、絶対に無理をせず、まずは１～３までをしっかり行い、その上で動きを確認しながら４以降を行ってください。

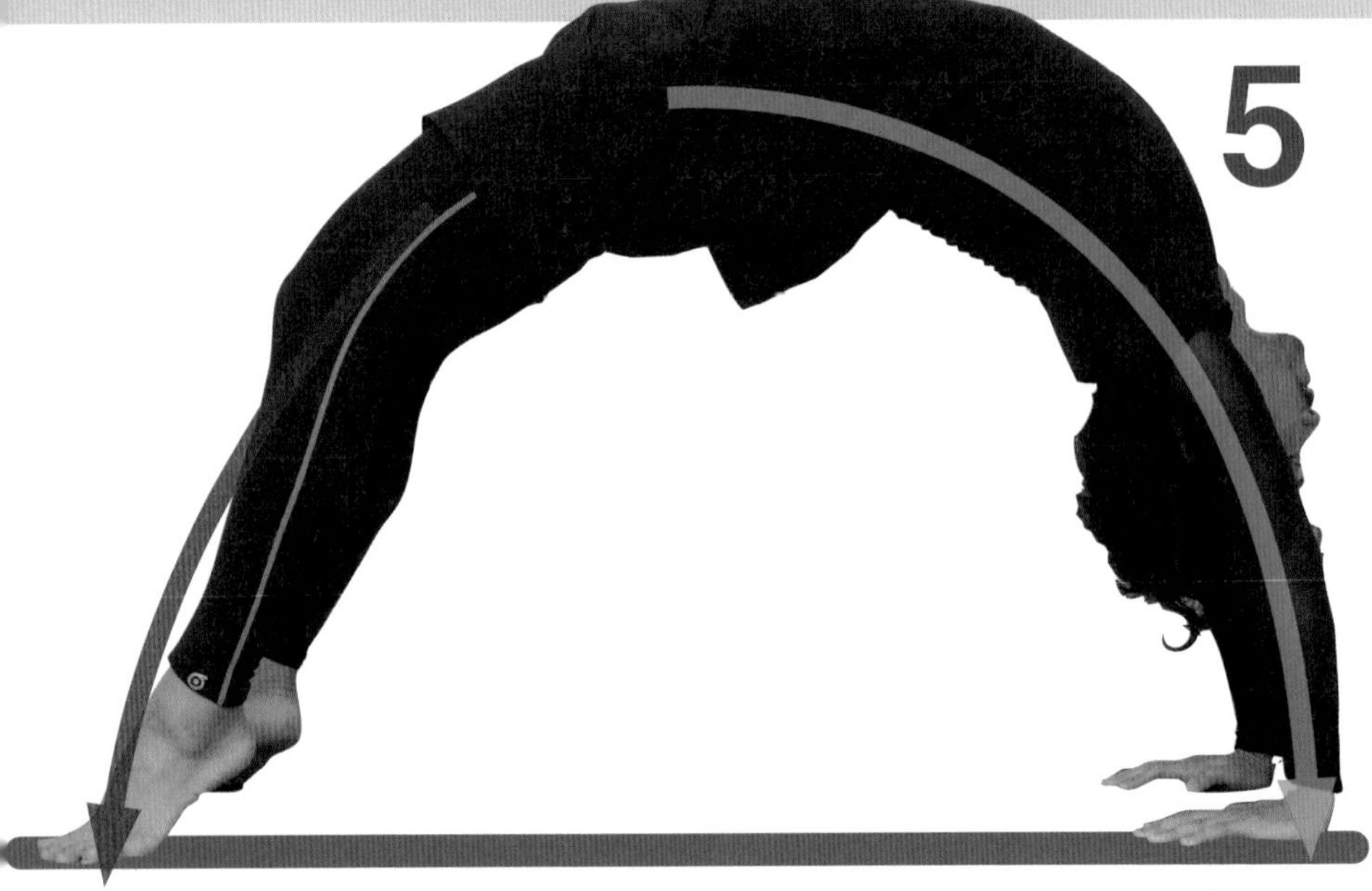

⑤今度は逆に足で床をプッシュして、頭の方へ重心を移動して完成です。足から頭方向の順で動くことで、腰を痛めることなく背骨のしなりを作り出すことができます。

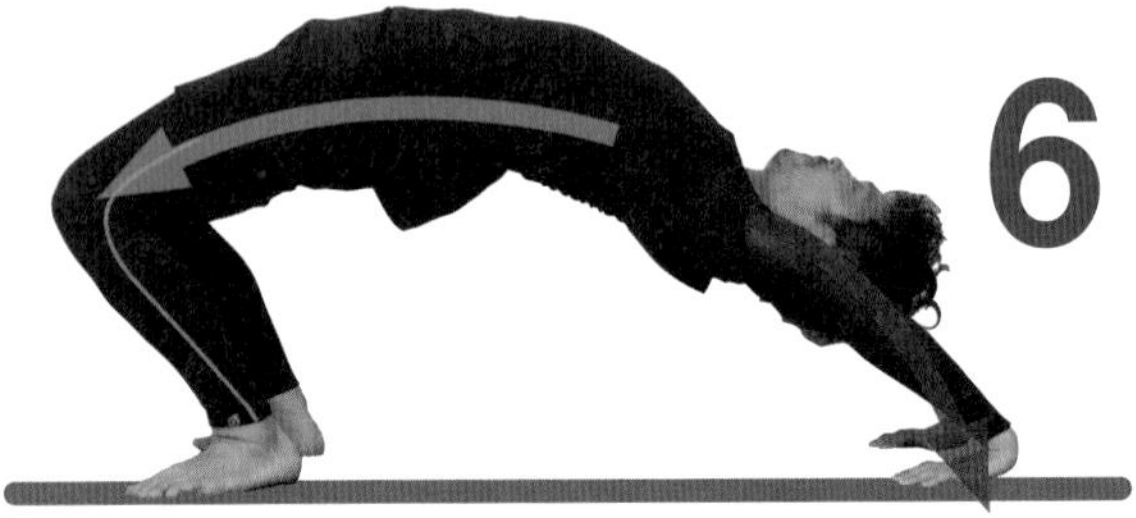

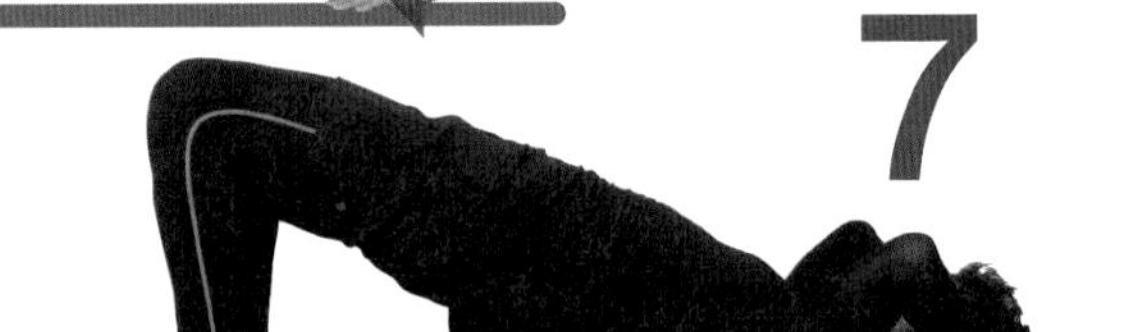

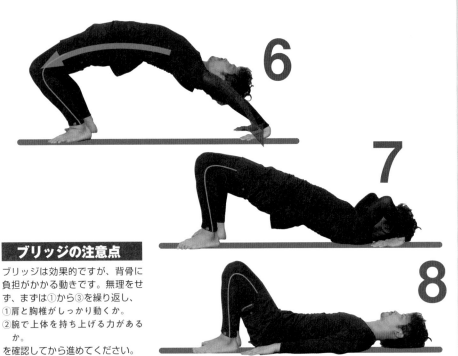

ブリッジの注意点

ブリッジは効果的ですが、背骨に負担がかかる動きです。無理をせず、まずは①から③を繰り返し、
①肩と胸椎がしっかり動くか。
②腕で上体を持ち上げる力があるか。
を確認してから進めてください。

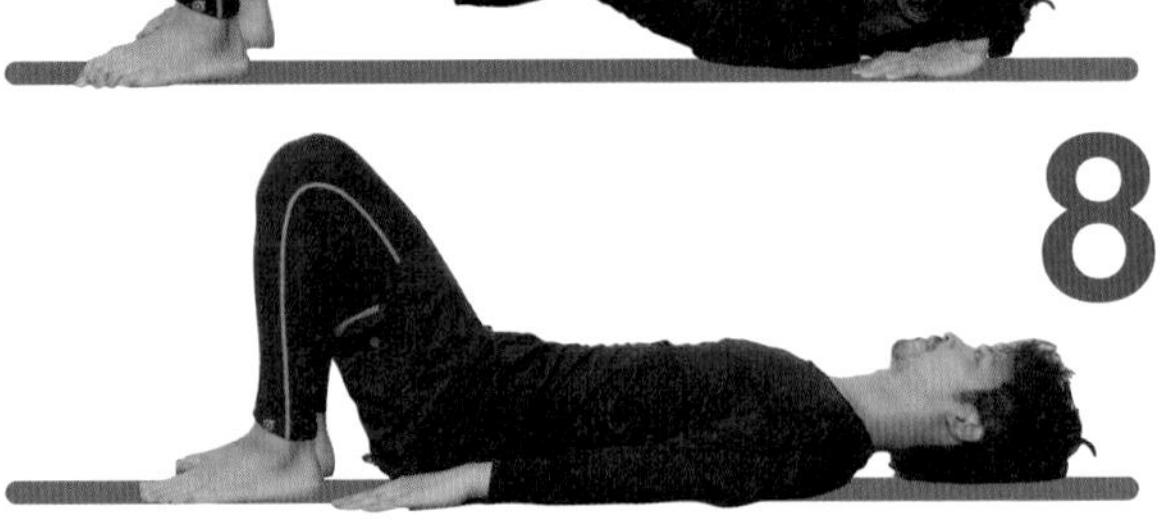

⑥⑦⑧戻るときは、上がるときと逆に頭方向から足方向で戻ってきます。

安全にブリッジを行うための

3つのポイント！

1「骨盤から動かす」
2「一度足にスライドしてから、腕に重心移動する」
3「足に重心移動してから元の姿勢に戻る」

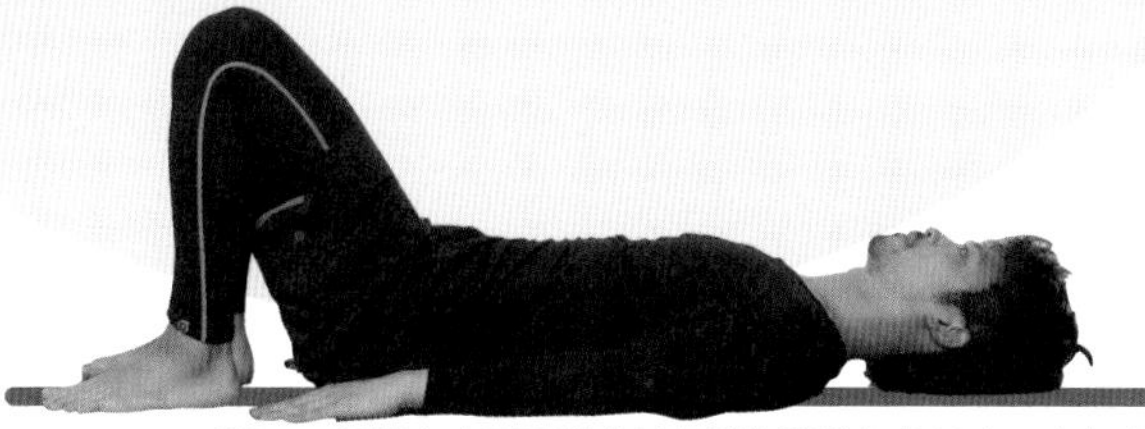

1

①膝を立てて仰向けに寝た姿勢からスタートします。

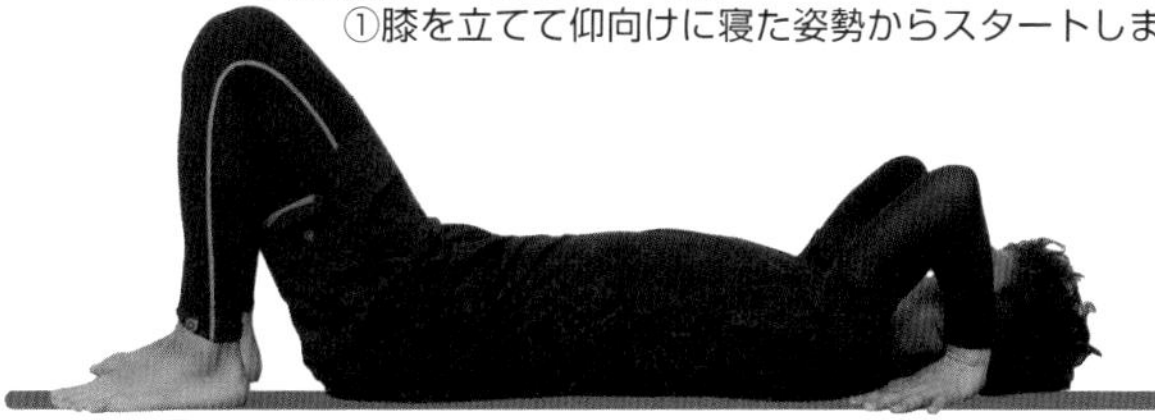

2

②肩幅より少し広い幅で手を床についたら、

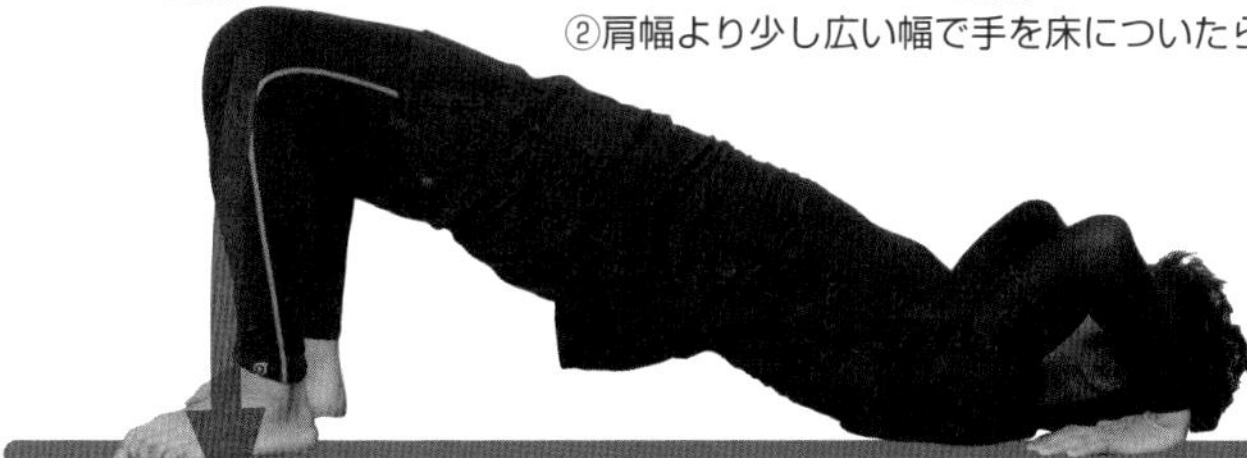

3

③骨盤で床を押し、腰から順番にカラダを持ち上げていきます。

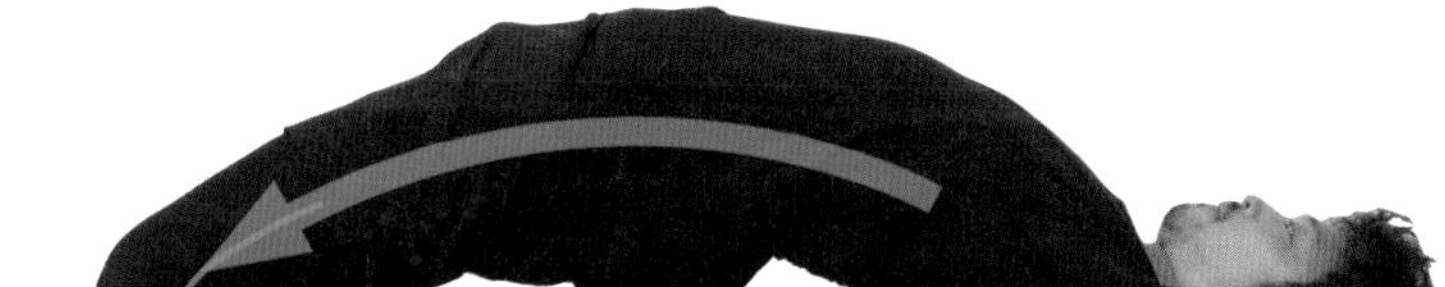

4

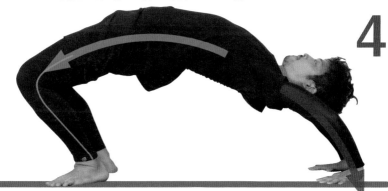

④腰が浮いたら腕で地面をプッシュし、膝の方向に大きくカラダを運びます。膝の方向へ十分に重心移動することで、腕のプッシュが簡単になります。

「後屈あるある」こんなときどうする？

後屈Q＆Aよくある質問まとめ

Q1 腰を反ると気持ちがいいけれど、やっぱり痛さもある。

A

ポイントは痛さの原因がストレッチ的なカラダの固さか、腰痛などによる炎症や怪我によるものかです。

後屈をした後で「①歩く」「②カラダをねじる」「③軽く後屈」をやってみて、**カラダが軽く感じられるならストレッチ的なものなので大丈夫です。逆に重く感じたらNGです。**

この場合は腰になんらかのダメージがある可能性があるので、無理をせず、まず股関節や胸のワークからはじめることをおすすめします。

また腰痛の原因の多くは、お腹の筋肉の緊張にあるので、これをゆるめる**内臓マッサージがおすすめです。**

Q2 首を反るとクラクラしたり指先が少しピリピリする。

A

この場合原因の多くは、胸椎が十分伸展していないのに首を動かすことで、血管や神経を圧迫していることが原因です。

解消するには、首を動かす前に65ページで紹介している胸のストレッチをしっかり行うことがおすすめです。**椅子の背もたれを使ってもできますので仕事の合間にやってみてください。**

その上で、89ページの首のエクササイズを首をあまり反らさず、丁寧に行うことをおすすめします。まずは1～3までを、自然に呼吸できる範囲で行ってください。

内臓マッサージでゆるめる

固くなっているお腹の筋肉はマッサージでゆるめることができます。

両手を外側で合わせ、息を吐きつつ指先でお腹を押します。あまり強く押さず、自然にお腹が膨らむのに任せて指を戻します。「気持ちがいい」範囲で行ってください。

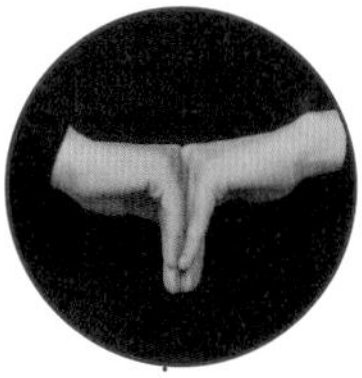
手の形

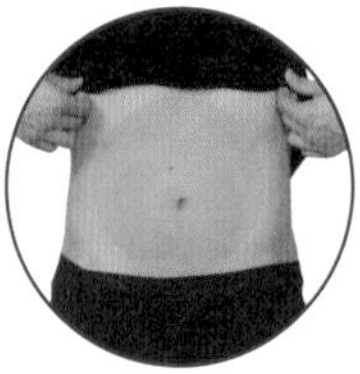
押す範囲

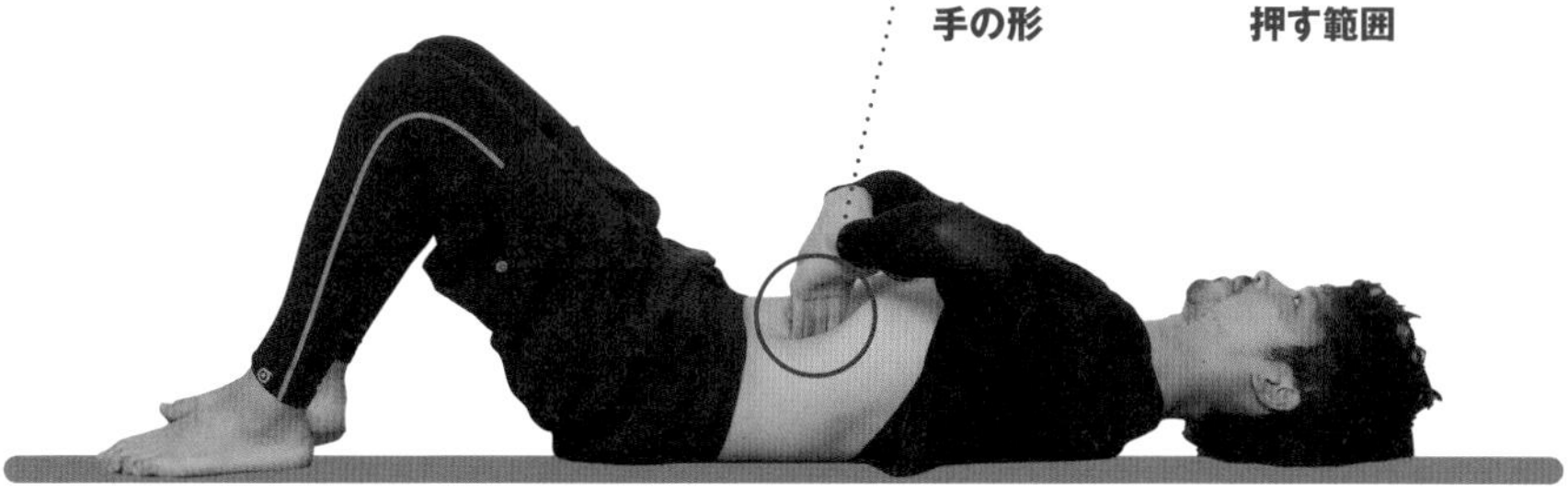

椅子で行う胸のストレッチ

椅子の背もたれを利用して、肩甲骨の下側を背もたれに当てて行います。

1. 椅子に座った状態から、
2. 両腕を頭の後ろで組み、
3. ゆっくり胸を伸ばし、肩甲骨を背もたれに当てます。

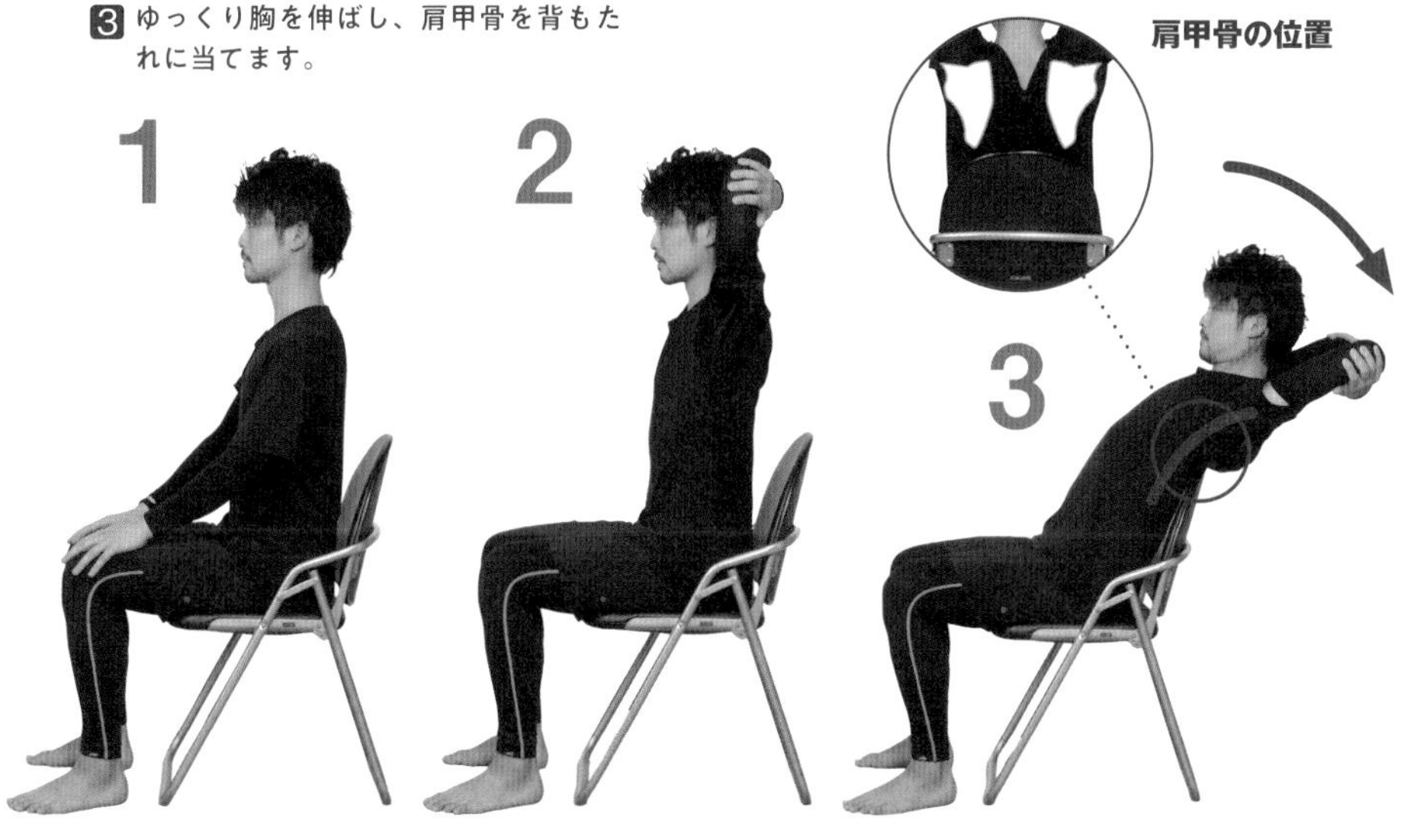

Q3 腰が前にスライドしないでどうしても反ってしまう。

A このタイプは普段から反り腰気味で、腰椎をコントロールすることが苦手な方です。この場合は、**逆に腰を丸める動作を練習することで改善するケースがあります。**まず丸めることで股関節の動きを取り戻し、徐々に動かしましょう。もちろん75ページの股関節のワークもおすすめです。

Q4 後屈をしているときに呼吸が止まりがちです。

A 呼吸が止まっているということは、動きが自然でないということです。ですから、**自然に呼吸ができるくらいの範囲で動いてください。**それが適正な角度です。

これはどのワークでも基本となりますので必ず覚えておいてください。

Q5 深い後屈を目指しているけどなかなかカラダが柔らかくならない。

A 深さは結果ですので、より深い後屈を目指して頑張る必要はまったくありません。そもそも背骨の周りにある靭帯や筋肉は重たいカラダを支えるため、とても強靭な構造です。ですからカラダのなかでも一番変化に時間のかかる部位なのです。

また本書で紹介しているワークは、正しい背骨の動きを通じて、カラダに負担のない合理的な動きを養うためのものです。そのためには**無理なく、頑張らず、少しずつでも正しい手順で行うことが大事です。**

人から後屈に見えなくても、自分のなかでカラダがしなっていると感じられ、ワークの後に気持ちよく動きやすくなっていればそれでOKです。自分の感覚を基準に、焦ることなくコツコツと実践してみてください。

腰を丸めてほぐす

股関節が固まっている人におすすめなのが腰を丸める運動です。

カラダを前に倒すのではなく、椅子の背もたれを利用して、背中をつけてカラダを丸めていきます。

息を吐きながら行いましょう。

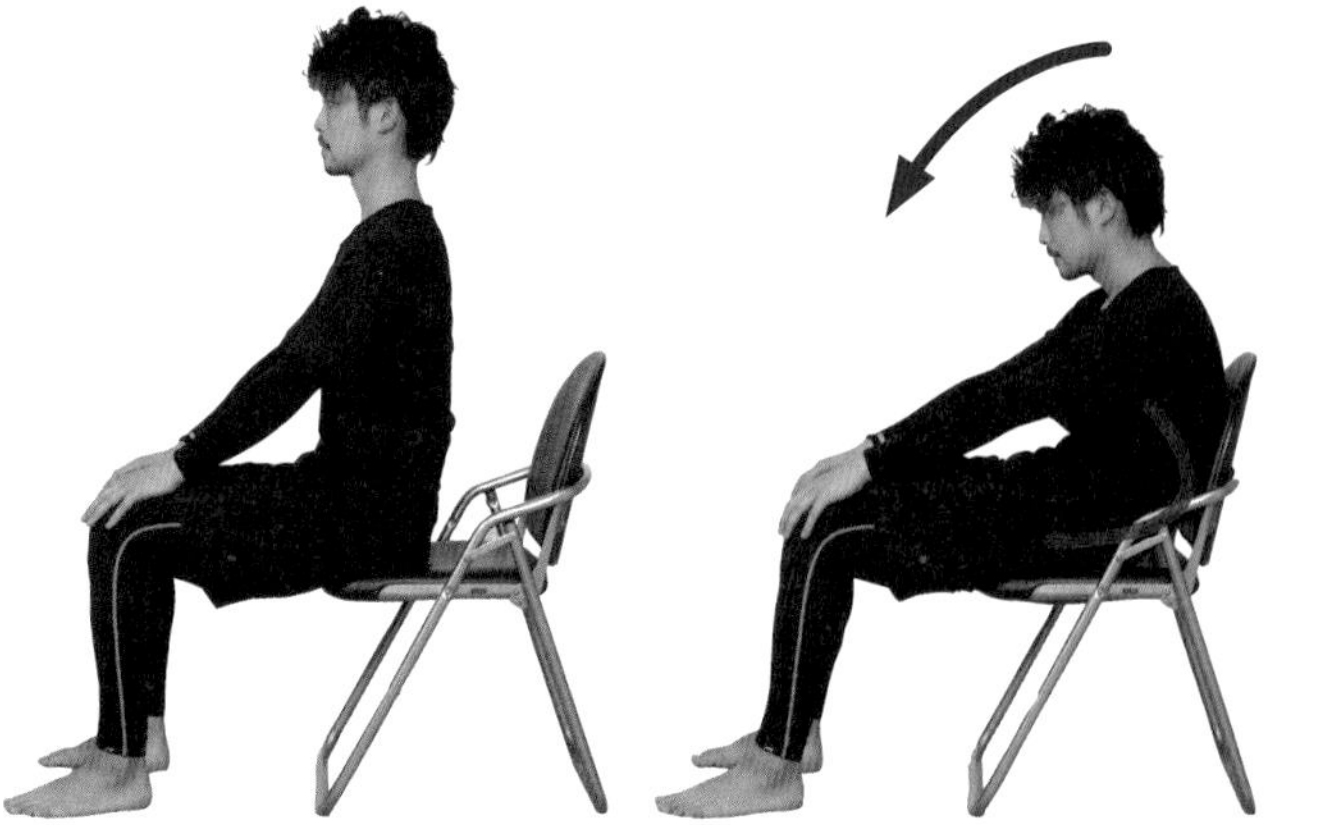

呼吸を止めず無理なく行う

本書で繰り返しお伝えしてきたように、後屈は「正しい手順で」「無理なく」行うことが一番大事です。そのバロメーターが呼吸です。呼吸が止まっているときは必ずカラダのどこかに無理があるので、動きを見直してください。


深さは気にしないでください。

最初のうちはほとんど真っ直ぐでもOKです。それも難しければ壁を使っても構いません。

大事なのは足指から頭までに伸びる感覚があることです。

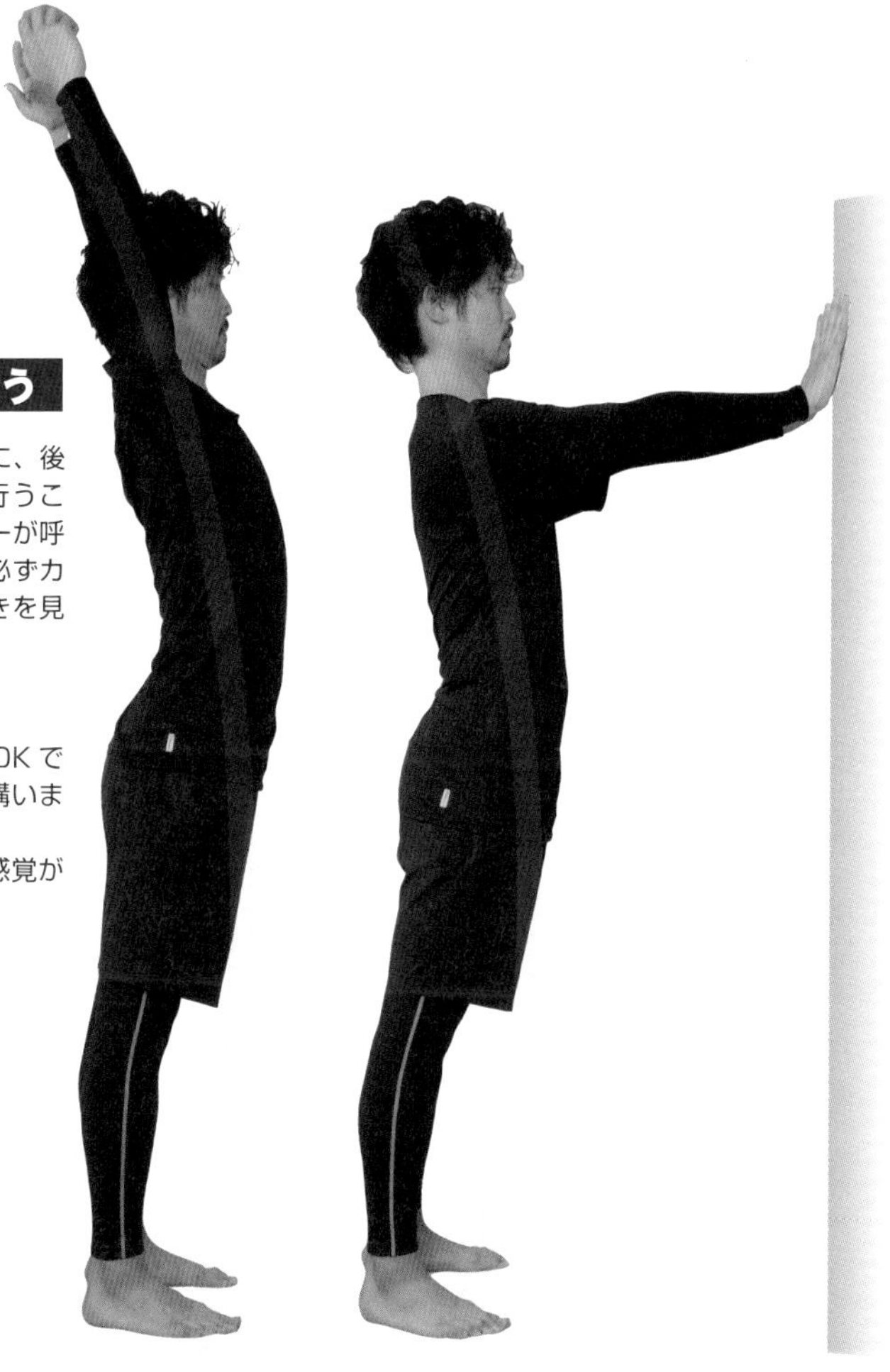

Q6 後屈をやって、しばらくすると指がピリピリするけど大丈夫？

A 少し時間をおいてから現象が起きていることから、**頸から腕へと伸びている神経（腕神経叢《わんしんけいそう》）が、頸椎の圧迫からリリースされたことで起きている可能性があります。** 無理せずゆっくり丁寧に行っていれば大丈夫です。気になる方は首以外のワークを行う、または医師に確認されることをおすすめします。

Q7 スマホを見ていると首が痛くなる。

A 原因の多くは、スマートフォンを見る際の持ち方が首や背骨に負担をかけていることです。おすすめは**スマホを高めに持って、首をあまり下向きにしないことです。** 下に首に優しい持ち方を紹介しますね。また首のワーク（89ページ）も参考にしてください。

スマホの持ち方を見直そう！

街でよく見かけるのが、首をガクンと下に折り曲げている人です。これでは一番上の頸椎に負担がかかってしまいます。

鎖骨のラインでスマホを持ち、できるだけ視線を下げないことで、首の負担を軽くしましょう。下のようなルーチンを心がけてみてください。

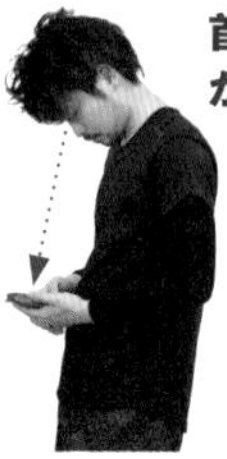
首に負担のかかる持ち方

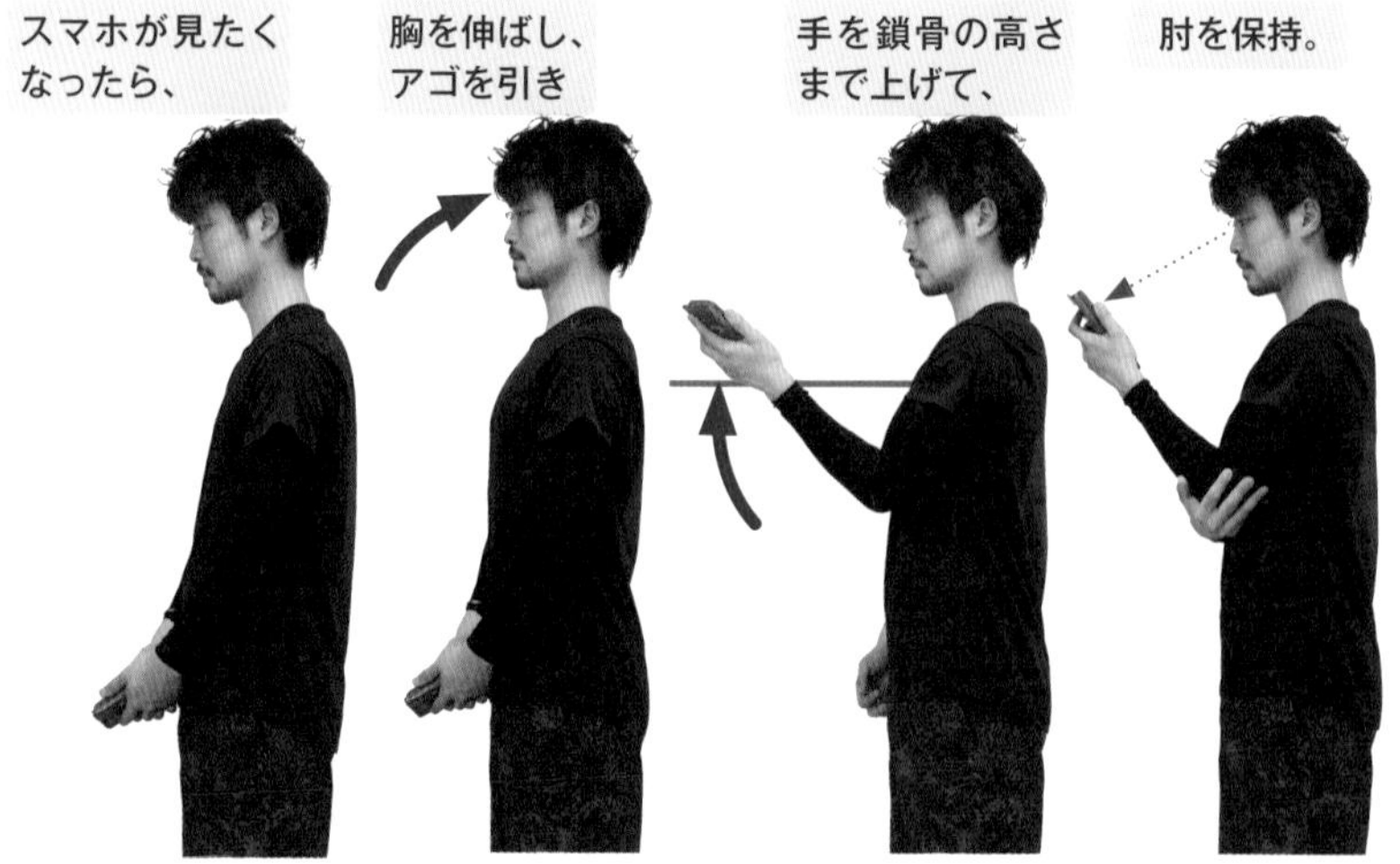
スマホが見たくなったら、
胸を伸ばし、アゴを引き
手を鎖骨の高さまで上げて、
肘を保持。

column

「ブリッジは勇気の証!?」

たくさんあるヨガのアーサナ(ポーズ)には、それぞれに異なるカラダと精神に効能があります。

なかでもブリッジ動作は、「アルダチャクラーサナ(アルダ=半分の、チャクラ=車輪)」と呼ばれとても重要なアーサナです。

チャクラ(車輪)は、「物を乗せて走る」という意味があり、車輪が大きいほど、重いものをより遠くに運ぶことができるとされています。

また、見えない後ろ方向に向かう"後屈"という動作は、「恐怖心の克服」という意味合いを含んでいます。

誰しも生きるうえで様々な責任を背負って生きています。チャクラーサナ(ブリッジ)には、そうした責任を支えられる背骨、精神性を養うというメタファーが含まれているわけです。

この本を読んでいる多くの方は「ブリッジなんてとてもできない」と思われるかもしれません。ですが正しい練習方法で、少しずつ行えばきっとできるはずです。

ご興味をお持ちの方はぜひトライしてみてください。

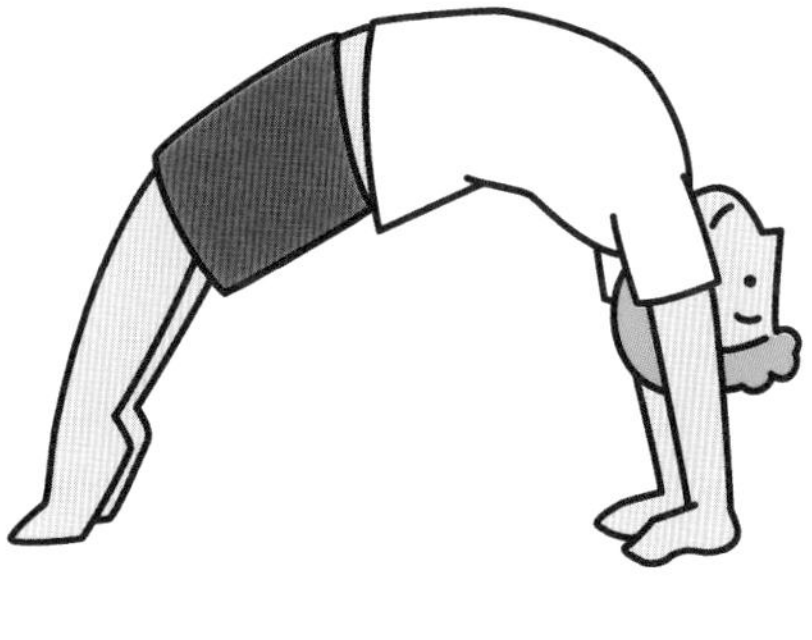

慣れないとなかなかできないブリッジは、ココロとカラダをつなげて強くする「橋」なのです。

おわりに

「カラダを反ったら怪我しそう」

後屈をテーマにするにあたって、世間のイメージが〝カラダが固い人にとって危険なモノ〟から〝誰でもできて、むしろカラダを改善してくれるモノ〟という認識に変わればという想いで書き上げました。

そんな私ですが、実は以前は、「後屈は危ないものだ」「もともとカラダが柔らかい人のためのもの」くらいに考えていました。

それが変わったきっかけは、私が学んだヨガの師が、後屈の動きで腰痛や首の痛みをはじめとする様々な症状を改善していく様子を見たことです。

〝これはいったいなんなのだろう？〟と、最初は恐る恐る試してみたところ、確かにカラダは軽くなり、実践するたびにカラダが動くようになったのです。

それが私と後屈の出会いであり、〝後屈の人〟になるきっかけでした。

「歳をとればカラダは老化していく」と新しい挑戦を諦めてしまうことがあります。

しかし最新の脳科学では、脳細胞も筋肉も死ぬまで発達し続けることがわかってきています。つまり老化を早めている要因のひとつは「老化している」という思い込みもあるというのです。私自身、ヨガと後屈でカラダが変化したことで「やってみればどうにかなる」というマインドを持つことができました。

昨今はストレスの多い社会ですが、ストレスに向かい合い克服する方法として「日々、成長を実感すること」があります。

後屈は正しく実践すれば、カラダを痛めることなく、むしろ背骨をいつまでも若々しく保ってくれます。苦手意識を持って挑戦したことがなかったという方こそ、ぜひ本書で紹介しているワークを少しずつ積み重ねてみてください。自分が限界だと思っていたラインを超える瞬間、カラダもマインドも大きく成長します。

強く、たくましく人生を謳歌するためのひとつの手段として、日常に「後屈」を取り入れていただければ幸いです。

最後に、本書を作るにあたって編集を担当してくださった日貿出版社の下村さん、日々様々な知見をくださるヘルスケアに携わる諸先輩の方々、そして最後までこの本を読んでくださった読者のみなさま、本当にありがとうございました。

今村泰丈

本書はWEBマガジン コ2【kotsu】(http://www.ko2.tokyo/)で、2020年10月より2021年6月まで連載された、「超！後屈入門」を基に、加筆補正したものです。
コ2【kotsu】では、武術、武道、ボディワークをはじめ、カラダに関することを情報発信しています。企画・執筆のご相談も随時承っていますので是非ご覧ください。
Twitterアカウント：@HP_editor

フェイスブックページ：https://www.facebook.com/ko2.web/

腰《こし》は反《そ》らずにしならせる！

正《ただ》しい「後屈《こうくつ》」入門《にゅうもん》

●定価はカバーに表示してあります

2021年10月25日　初版発行

著　者　今村《いまむら》 泰丈《やすたけ》

発行者　川内 長成
発行所　株式会社日貿出版社
東京都文京区本郷5-2-2　〒113-0033
電話（03）5805-3303（代表）
FAX（03）5805-3307
振替　00180-3-18495

写真　糸井康友
カバーデザイン　由無名工房 山田麻由子
本文イラスト　桐谷とうしろう※一部を除く
印刷　株式会社シナノ パブリッシング プレス

ISBN978-4-8170-7050-0　http://www.nichibou.co.jp/